中医有故事

苍生大医

吕晓东 赵鸿君 主编

赵鸿君 编著

辽宁人民出版社

ⓒ 吕晓东　赵鸿君　2024

图书在版编目（CIP）数据

中医有故事. 苍生大医 / 吕晓东，赵鸿君主编；赵
鸿君编著. —沈阳：辽宁人民出版社，2024.1
ISBN 978-7-205-10989-9

Ⅰ.①中… Ⅱ.①吕… ②赵… ③赵… Ⅲ.①中
医学—少儿读物 Ⅳ.①R2-49

中国国家版本馆CIP数据核字（2023）第251664号

出版发行：辽宁人民出版社
　　　　　地址：沈阳市和平区十一纬路25号　邮编：110003
　　　　　电话：024-23284325（邮　购）　024-23284300（发行部）
　　　　　http://www.lnpph.com.cn
印　　刷：辽宁新华印务有限公司
幅面尺寸：145mm×210mm
印　　张：6
字　　数：114千字
出版时间：2024年1月第1版
印刷时间：2024年1月第1次印刷
责任编辑：刘铁丹　冷厚诚
装帧设计：琥珀视觉
责任校对：冯　莹
书　　号：ISBN 978-7-205-10989-9

定　　价：25.00元

总 序

　　中医药学从远古走来，它的根系浸润在中国传统文化广袤肥沃的土壤中，是中华民族宝贵的文化财富和精神财富，是中华民族的伟大创造。毛泽东在 1958 年 10 月 11 日阅中共卫生部党组 9 月 25 日关于组织西医学中医离职学习班的总结报告中批示："中国医药学是一个伟大的宝库，应当努力发掘，加以提高。"2010 年 6 月 20 日，习近平在澳大利亚墨尔本出席皇家墨尔本理工大学中医孔子学院授牌仪式时说："中医药学凝聚着深邃的哲学智慧和中华民族几千年的健康养生理念及其实践经验，是中国古代科学的瑰宝，也是打开中华文明宝库的钥匙。"中医药学既是防病治病的自然科学，又是充分体现中国传统人文哲学思想的文化瑰宝。中医药秉承"道法自然"的生命观，强调天人合一，形神兼顾，天、地、人是一个有机的整体，天地大宇宙，人体小宇宙，提出"辨证论治""整体观""治未病"等防病治病思想。中医药学有着特殊的思维模式和文化印记，有神圣工巧的望闻问切，有赓续不衰的四大经典，有仁爱精诚的苍生大医，有功效神奇的针灸推拿，有名声赫赫的道地药材。进一步继承、保护、弘扬和发展中医药文化，不仅对于中华文化的传承创新发展，以及中华民族的伟大复兴具有重要意义，更是每一位中医人的使命。

2016年2月，国务院印发的《中医药发展战略规划纲要（2016—2030）》提出："推动中医药进校园、进社区、进乡村、进家庭，将中医药基础知识纳入中小学传统文化、生理卫生课程，同时充分发挥社会组织作用，形成全社会'信中医、爱中医、用中医'的浓厚氛围和共同发展中医药的良好格局。"2019年10月20日，中共中央、国务院发布的《关于促进中医药传承创新发展的意见》明确要求："实施中医药文化传播行动，把中医药文化贯穿国民教育始终，中小学进一步丰富中医药文化教育，使中医药成为群众促进健康的文化自觉。"2021年，中央宣传部正式印发《中华优秀传统文化传承发展工程"十四五"重点项目规划》，将中医药文化弘扬工程列为23个重点项目之一，而中医药文化进校园是中医药文化弘扬工程落地实施的有效途径。中医药文化融入中小学基础教育，中医药文化基因的植入和传承从娃娃抓起，这是中医药可持续发展的动力和保障。

青少年是祖国的未来，他们成长学习、实现梦想以及为祖国、人民贡献才智的基本前提是拥有健康的身心和强健的体魄。让青少年了解中医药、走近中医药，学习健康知识，培育中华优秀传统文化情怀，对于增强青少年文化自觉和文化自信，进而增强民族自信，厚植爱国主义情怀，

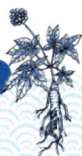

践行社会主义核心价值观，都具有重大而深远的现实意义和历史意义。

《中医有故事》作为中医药文化进校园丛书是辽宁中医药大学以中医药文化弘扬工程为契机，谋划三年教育发展规划、加强中小学中医药文化教育、让中小学生爱上传统中医药文化的重要举措，在中小学生中营造读中医、学中医、爱中医、用中医的良好氛围，让中医药的种子在幼小的心灵中生根发芽。同时，青少年通过学习中医药知识，能够增加自己对于健康和疾病的认识，进一步提高身体素质。

《中医有故事》丛书立足向青少年传播中医药文化和知识，由一篇篇精挑细选的故事，集结成《医源流长》《杏林传奇》《苍生大医》《神奇中药》四册。各分册作者均为辽宁中医药大学中医药文化方面的教授。

《医源流长》从中医药发展史的维度出发，选取在中医学发展历程中产生过重大影响的事件和人物，通过喜欢中医的小学生钟一的观察和学习，从火的诞生、衣着由来讲起，经历了仪狄造酒、伊尹造汤液等不断的探索，渐次形成了《黄帝内经》《神农本草经》《伤寒杂病论》等经典文献。从有巢氏、阴康氏、伏羲氏、神农氏等中医学的开创者，到王叔和、皇甫谧、葛洪、陶弘景、孙思邈等大医的成就者，展示了一代代大医薪火相传、代代守护的动人画面。

《杏林传奇》选取36个中医成语典故，以小学生衣玲玲梦遇上古智者为引导，在上古智者的讲述中，小学生衣玲玲逐渐了解中医、走近中医、感悟中医。

《苍生大医》精心选取唐代以前10位著名的医者，以医家传记、医案为素材，从学医经历、治病故事、著书立说、医学成就等方面，展示大医的奋斗历程、仁心仁术。在故事中，让我们追随古代大医的行医历程，感受扁鹊、华佗、张仲景等大医救死扶伤、拯救天下苍生的仁和精神，认识这些苍生大医。

《神奇中药》用通俗易懂的语言，通过小学生小志与爷爷一起出诊时发生的神奇又有趣的事情，从中药名称的美丽传说、功效主治等方面，讲述了36个中药的故事，让青少年领略祖国山河的富饶辽阔和中药的神奇功效。

本套图书故事题目均自拟，每个故事后面设三个模块："学一学"模块针对故事中涉及的知识点或难点进行拓展学习；"说一说"模块根据故事提出问题，测试对故事的理解和掌握；"练一练"是实践应用模块，对中医药知识进行体验式学习。

少年砥砺凌云志，青春奋进正当时。愿本套图书能成为青少年的良师益友，帮助青少年丰富阅历，开阔视野，健康身心，茁壮成长！让中医药文化走进中小学校园，走进青少年，走入千家万户！

2023 年 3 月 1 日

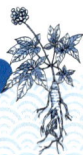

目　录

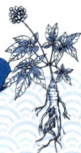

扁鹊的故事

"扁鹊"称呼的由来

扁鹊是春秋战国时期著名的医学家，家住在河北沧州任丘市一带。扁鹊不是他的名字，他本姓秦，名字叫越人，有超越一般人的意思。扁鹊又读作鶣（piān）鹊，意思是翩翩飞舞的喜鹊。为什么秦越人被称为"扁鹊"呢？这还得从传说中远古时期黄帝时候的名医扁鹊说起。

传说黄帝的时候，有一位神奇的医生，他的头、手和正常人一样，但他的身子却和喜鹊一样，有五彩的羽毛和长长的尾巴。他擅长针灸，通过小小的神针，解除病人的痛苦，老百姓非常喜欢他，说他像喜鹊一样，走到哪里都能够带来快乐，于是就称他为"扁鹊"。在山东微山县出土的东汉画像石刻中，就有一幅《扁鹊针灸行医图》，画中一位半人半鸟的神医，一只手握住病人的手，另一只手握一针状物。画像石刻表现的是"神医"为病人针灸的情景，画面中半人半鸟的"神医"正是传说中的扁鹊。

战国时期的扁鹊医术高超，他治好了晋国大夫赵简子的昏迷病，赵简子就把河北内丘蓬鹊山四万亩田地赏赐给他，从此，蓬鹊山就成为扁鹊学医、行医、采药的地方。河北内丘蓬鹊山，战国时候属于赵国，赵国大致位于现在山西中部和北部、陕西东北部、河北西部和西南部等地区。扁鹊在赵国行医，当地的百姓患病后，都去找他诊治。他医术高超，内科、外科、妇科、儿科全部精通，手到病除。他起死回生，排忧解难，化险为夷，像蓬鹊山翩翩欲飞的天然石鹊一样，带来吉祥和喜悦；他又像黄帝时的"神医"扁鹊一样，带来希望，带走病痛。赵人以鸟为图腾，赵人的祖先

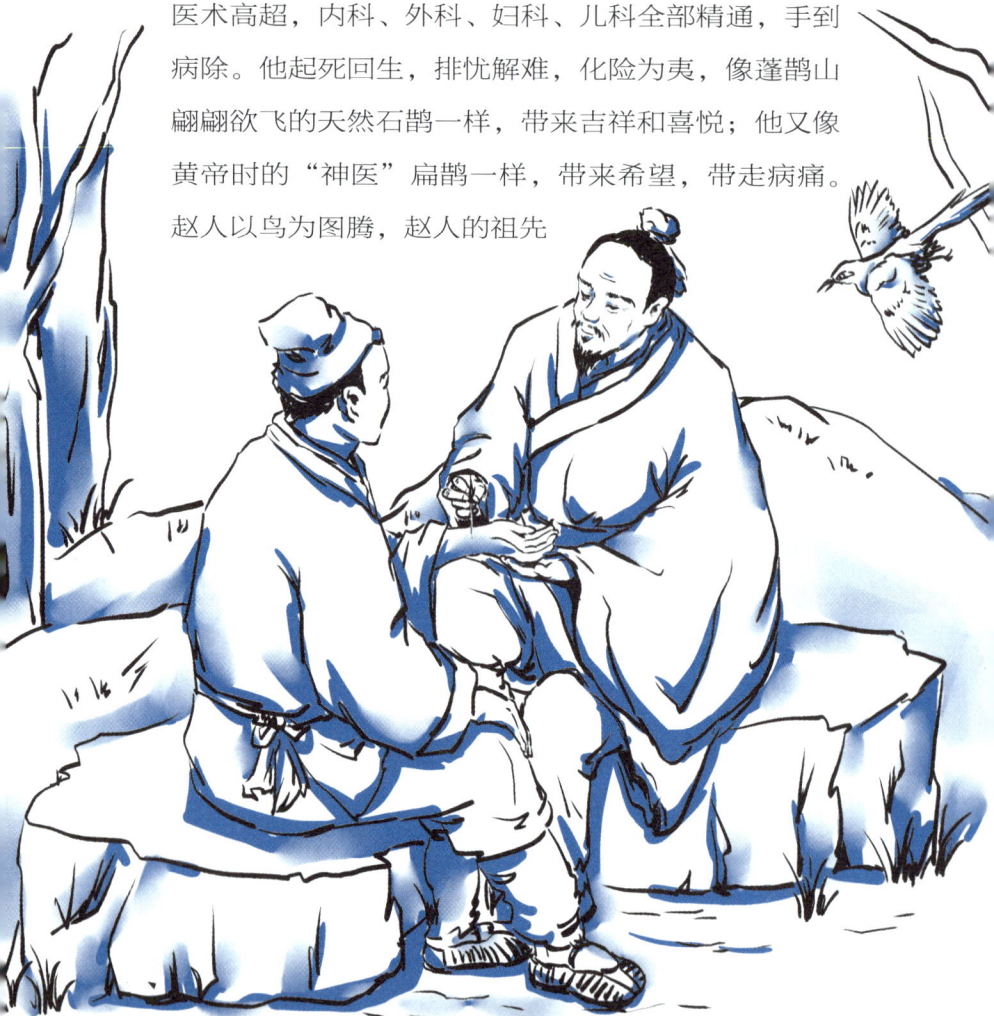

中衍，长着像鸟嘴一样的面孔，于是赵人就尊称秦越人为"扁鹊"。所以，"扁鹊"这个称呼，蕴含了人们对扁鹊的感激、敬重、喜爱和认可，后世的人们常常形容医德高尚、医术高超的人是"扁鹊重生"。

学一学

古人的名、字、号

古人出生后，取名；男子二十岁成年，举行成年礼，取字。名一般用作谦卑的称呼，或是上对下、长对少的称呼。不过，上对下、长对少也存在以字来称呼的情况，以示尊重。平辈之间，相互称字，这是有礼貌的表现，只有十分熟悉的平辈之间才会相互称名。下对上、卑对尊写信或呼唤时，可以称字，但万万不能称名。特别是君主或自己父母长辈的名，更是完全不能提，否则就是"大不敬"或叫"大逆不道"。名与字都是有联系的，包括并列式、辅助式、矛盾式、扩充式、延伸式。

并列式：字和名意义相同或相通，是并列关系。如孔子父母在尼丘山祈祷后，有了孔子，于是取名尼，字丘。由于排行老二，称仲尼。

辅助式：字和名意思相近，但不完全相同，可以互为辅助。陆机，字士衡。机、衡皆为北斗中的星名，互为辅助。

矛盾式：字和名以相反的意思进行关联。朱熹，字元晦。熹是天亮，晦是黑夜。

扩充式：字与名往往出自同一句话中，意思相顺，字为名的意思作补充解释或修饰。赵云，字子龙。《周易》说："云从龙，风从虎。"

延伸式：字的意思为名的意思的延伸。李白，字太白。太白指太白金星，这是对名意的延伸。

号由自己取定。号，用于自称以显示某种志趣或情感，称他人号是一种敬称。

称斋号。如，蒲松龄为聊斋先生、梁启超为饮冰室主人。

称籍贯。如，柳河东（柳宗元是河东人）、王临川（王安石是江西临川人）。

称郡望。如，韩愈为河内河阳人，但因昌黎韩氏为唐代望族，韩愈常以"昌黎韩愈"自称，世人称其韩昌黎。

称官地。如，刘备曾任豫州牧，故称刘豫州；陶渊明曾任彭泽县令，世称陶彭泽。

称官名。如，嵇康曾拜中散大夫，世称嵇中散；杜甫曾任左拾遗，故称杜拾遗，又因任过检校工部员

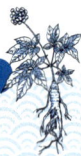

外郎，又称杜工部。

称爵名。如，诸葛亮封武乡侯，世称武侯；王安石封荆国公，世称王荆公。

说一说

1. 黄帝时的"神医"扁鹊长什么样？
2. 扁鹊叫什么名字，生活在哪个时代？

练一练

写出你知道的医家的名、字、号				
时代	医家	医家名	医家字	医家号

扁鹊学医

扁鹊姓秦，名字叫越人，家住在河北沧州任丘市一带。三十岁之前，他是当地一个客馆的主管，也就是现在的宾馆经理。别看扁鹊年轻，在客馆工作已经十多年了，客馆是他的舞台，是他接触南来北往客商的窗口。在这些客人中，有一个叫长桑君的客人，经常入住客馆，扁鹊经过观察，觉得长桑君是个很特别的人，就很客气、很恭敬地接待他。长桑君也觉得扁鹊不是一般人，二人很投缘。扁鹊的确很有眼力，长桑君确实不是平常人，他身上藏有"宝贝"，正在寻找适合的人，以便把"宝贝"传下去。长桑君出入客馆，不觉十多年过去了。通过长期细致周密的考察，

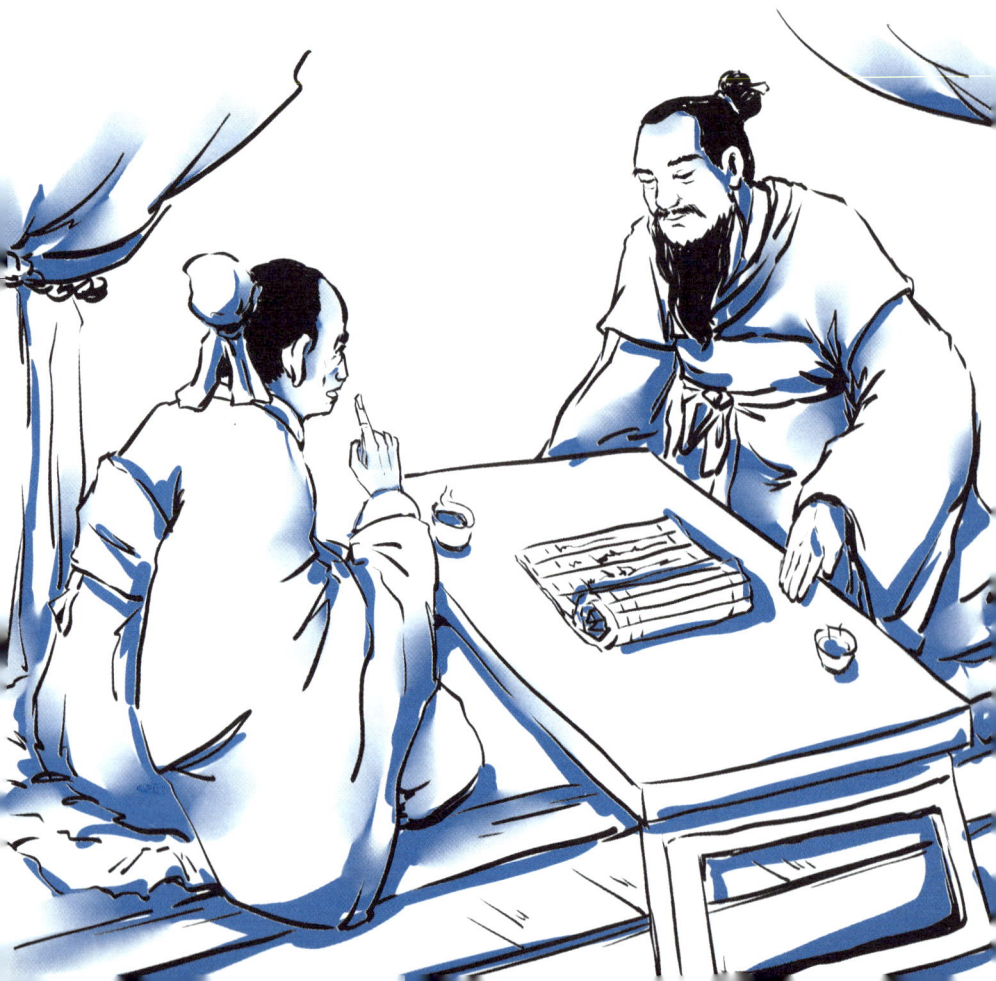

他发现扁鹊心地善良，为人正直，仁慈敦厚，热情好学，聪明勤奋，正是自己想要找的人。

一天，长桑君把扁鹊悄悄叫到房间里，对他说："主管，我看您年轻聪明，厚道本分，我这儿有一本秘方书，因为年纪大了，想把它交给你，但你得保证不对外泄露。"扁鹊一直很敬重长桑君，看到长桑君要送自己秘方书，就郑重地说："您老放心，我一定保守秘密。"长桑君于是从怀里掏出来一包药，交给扁鹊："这是一包神药，你要用'上池水'服用它。三十天后，你就能看到一切事物了。""上池水"，据《本草纲目》记载，是没有落到地面的雨水、露水。接着，长桑君把珍藏的秘方书，一卷不剩，全部交给了扁鹊，忽然之间，就不见了踪影。扁鹊有点蒙，先生怎么突然之间就不见了？他到处寻找，也没有找到，他猜想，长桑君一定是神仙吧。

就这样，扁鹊小心翼翼地按照长桑君的嘱咐喝了药，三十天后，他突然发现自己能够隔着墙壁看到另一边的人了，真是不可思议啊！他揉揉眼睛，是不是自己眼睛有问题了？他稳定了一下情绪，再睁开眼睛，看隔壁的房间，还是能看到。再看对面的人，只要他想看，五脏六腑也都看得清清楚楚，体内哪长了包块，他也能看到了，这不就是"透视功能"嘛？真是神奇啊！

那么，扁鹊真的有"透视功能"吗？在扁鹊诊病的医案中，没有利用"透视功能"诊病的记载。他主要是利用望诊、闻诊、问诊、切脉的方法，经过反复揣摩、细心观察总结，深入分析其中的理法，然后综合运用，这就是中医司外揣内、内外相关、内病外现、内病外诊、内病外治的大智慧。扁鹊或者单用其中一种方法，或者几种方法联合起来应用，就能够准确地判断，说出病情的轻重，决断患者的吉凶。由于诊断水平高超，就好像具有"透视功能"一样。

扁鹊具备了这样高超的医术后，就离开了客馆，奔走在齐国、赵国等多个诸侯国，开始给老百姓治病，是远近闻名的民间医生。

长桑君通过长期考察找到了合适的传承人，不管他是不是神仙，都说明民间中医的传承，最可靠的传播途径是寻找有缘人，师徒相传，绵绵不绝。

学一学

司外揣内

司外揣内，又称"从外知内"或"以表知里"，通过观察事物外在表象，以揣测分析其内在状况和变化的一种思维方法。医生通过观察、分析患者的外部表现，可以测知其体内的病理变化。

《灵枢·本脏》说："视其外应，以知其内脏，则知所病矣。"《灵枢·论疾诊尺》说："从外知内。"由

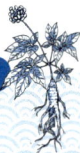

于"有诸内者，必形诸外"，认识到人体内部的脏腑活动必然在人体外部以一定的形式表现出来，所以，在疾病状态下，通过对患者外部现象的观察，可以测知人体内部的脏腑病理变化。

《灵枢·外揣》把患者的内脏变化与外在表现的关系，形象地比喻为日月之投影、水镜之照形、击鼓之有声，体现了本质和现象的对立统一关系。医生诊断疾病时，通过观察患者表现于外的症状、体征，去推测患者体内而不能直接感觉到的病机，体现了司外揣内的基本原理。医生望面色、听声音、问二便、切脉象、触肌肤等，均属"司外"；而对上述临床表现进行分析、综合、判断的思维，以审察病机，识别证候，便是"揣内"。

说一说

1. 扁鹊最初做什么工作？
2. 长桑君传给扁鹊什么宝贝了？

人的外在表现如面色、走路的姿态、声音的强弱均能反映身体的健康状态，面色红润、走路挺拔、声音洪亮是健康的标志。观察一下老师，看看老师身体健康吗？

扁鹊三兄弟

扁鹊到魏国，魏国国君魏文侯听说后便请他来做客。交谈中，魏文侯听说扁鹊兄弟三人都精于医术，就问扁鹊："兄弟三人中谁的医术最好呢？"扁鹊回答说："大哥医术最好，二哥其次，我是最差的。"魏文侯听后挺奇怪，心想，听说扁鹊的医术最高明，没想到他的大哥、二哥比扁鹊更高明，怎么寡人没听过他们的名字呢？文侯就说："我只听说你有名，没听过他们的事情，你能详细地说说吗？"扁鹊说："大哥诊病很神奇，诊察病人的神色，病灶没有形成就开始预防，患者还没感觉到病痛，疾病就被治好了，所以他的名气无法传播出去，只有我们自己家人知道。二哥治病，是在疾病初起时，患者才感觉到轻微的病痛就被治好了，所以他的名声只传播在乡里之间。而我治疗疾病，都

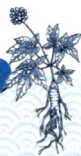

是病情严重时才开始治疗，患者痛苦万分，家属心急如焚，老百姓看见我在经脉上针刺、放血，或使用药物，或在皮肤上敷药，使重症的病情得到缓解或很快治愈，所以以为我医术高明，名声也就传得很远了。"

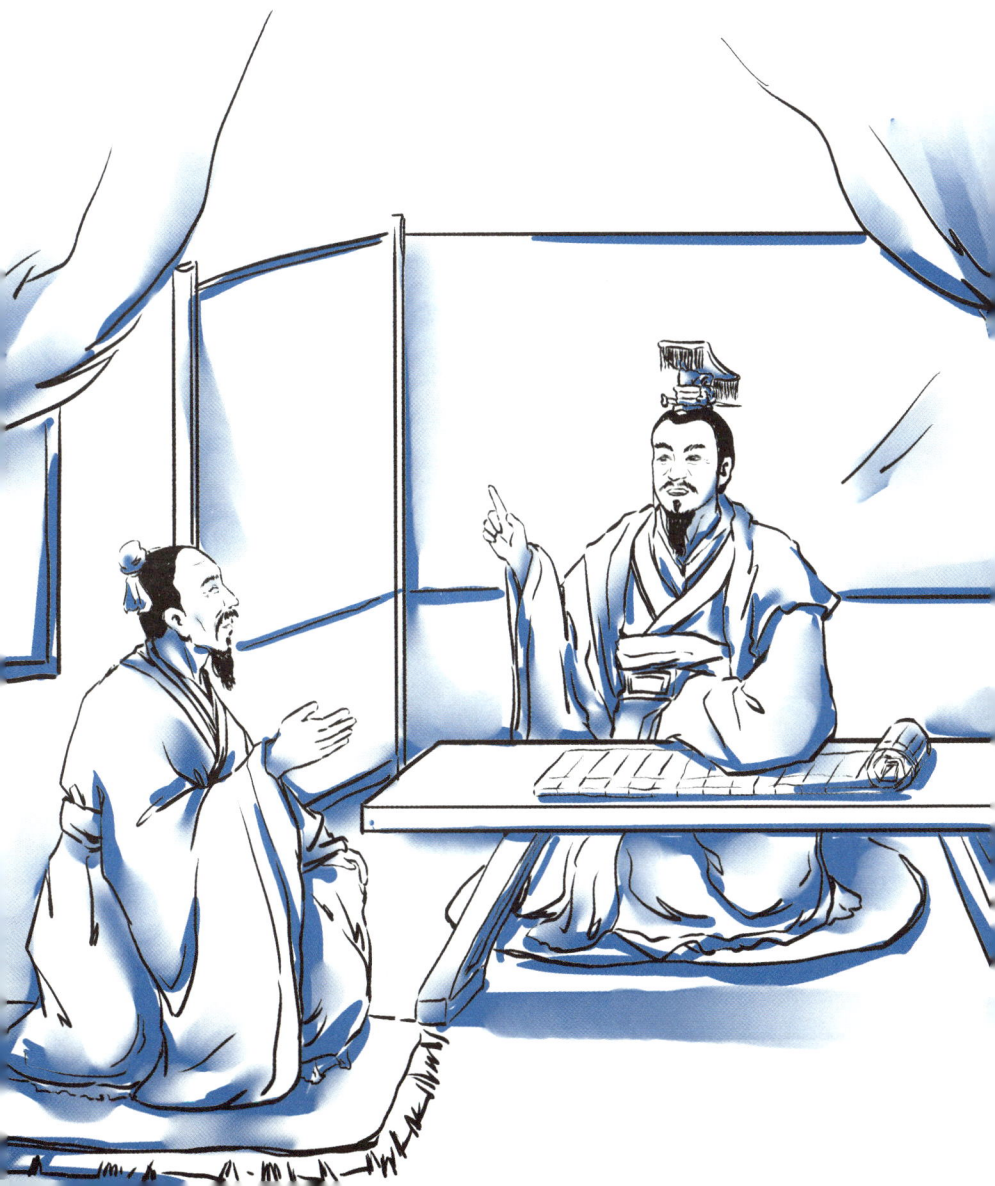

能在疾病未出现之时进行预防，这是"上医"；能在疾病刚出现之时进行治疗，防止传变，这是"中医"；而对于已经发生的疾病进行治疗，称为"下医"。所以有"上医治未病，中医治欲病，下医治已病"的说法。扁鹊说大哥、二哥比他医术高明，正是这个原因，也是一种自谦。

　　扁鹊的回答提出了一个"治未病"的命题，如何对待疾病呢？疾病到了危重的程度才开始治疗，就好比渴了才想起来挖井取水，打仗了才想起来铸造兵器，不是太晚了吗？中医典籍《黄帝内经》中说"圣人不治已病治未病，不治已乱治未乱"，是指在没有生病之前预防疾病的发生，防患于未然。所以，要想少得病就要经常注意自己的身体，无病防病，有病早治，这样才能健康长寿。我们做事情也是这样，未雨绸缪，才能一帆风顺。

学一学

　　上医医国，中医医人，下医医病。

　　上等水平的医生，通过治疗疾病达到为国家除患去弊的目的；中等水平的医生，结合社会、文化、家庭、心理等各种因素综合治疗；下等水平的医生，仅局限于疾病本身治疗，头痛治头，脚痛治脚。

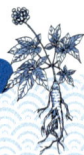

1. 扁鹊三兄弟治病各有什么特点？
2. 什么是"治未病"？

练一练

> 　　根据"未病先防"的理念，平时的起居该怎么做呢？

扁鹊脉诊赵简子

　　晋昭公的时候，晋国渐渐失去了霸主地位，晋国国君家族势力变得弱小，各大夫势力越来越强大，赵简子任正卿、中军将，独掌国家大权。赵简子是赵氏孤儿赵武的孙子。赵氏孤儿是怎么回事呢？这还得从赵氏祖先说起。

　　赵氏的祖先中衍，长着像鸟嘴一样的面孔，辅佐殷商时期的商王太戊成就事业，他的后代也都功勋显著，辅佐周天子。但到周厉王、周幽王时，因为国君昏庸无道，赵氏始祖造父的七世孙赵叔带就离开周王朝来到晋国，侍奉晋国的国君文侯，一直到晋成公。但到晋景公时，景公听信谗言，灭了赵氏宗族，赵氏孤儿赵武死里逃生。十五年后，景公患重病，占卜认为是赵氏家族的祖先所为，于是赵武被启用，赵氏家族再度复兴。赵武的孙子赵简子做正卿后，更是位高权重。

有一天，赵简子突然患了重病，昏迷，五天不省人事，御医束手无策，在众家臣一筹莫展的时候，有人推荐了民间医生扁鹊。扁鹊的家乡河北任丘，在春秋末期是燕国与齐国、晋国的交界地带，北临白洋淀，南靠黄河的支流九河，经济发达，交通便利，商贸繁荣，由赵简子管辖这一带的土地。扁鹊被召见，到了赵府，进入内室，诊视昏睡五天、不省人事的赵简子。扁鹊来到赵简子的床前，用三个指头轻轻在赵简子的腕部按了一会儿，又仔细观察了病人的面部神色，向家人询问发病的经过和症状，很快就出来了。赵简子的谋臣董安于问："主公的病怎么样呢？"扁鹊胸有成竹地说："主公的病情不重，虽然昏迷了五天，但他的脉搏稳定，气血不乱，呼吸调匀，不用担心。主公不出三天就会醒来，醒来还会有话要说呢。"果然，如他预料的那样，过了两天半，赵简子醒了。醒来之后，他讲述了一个神奇的梦。他说："我之所以睡了这么几天，是到天上走了一趟，天帝让我欣赏音乐，那音乐真是美妙，从来没有听过，令人陶醉无比。正在欣赏音乐的时候，突然出来一只棕熊，直奔我而来，想要扑杀我，我惊恐万状，这个时候，天帝给我一副弓箭，我一箭射死了这只棕熊。刚刚

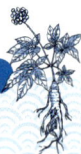

坐稳，还没定下心来，又来了一只熊，要扑杀我，我又用天帝给的弓箭，射死了这只熊。"天帝很高兴，就牵着一只狗，对我说："等你的儿子长大了，就把这只狗给他。"

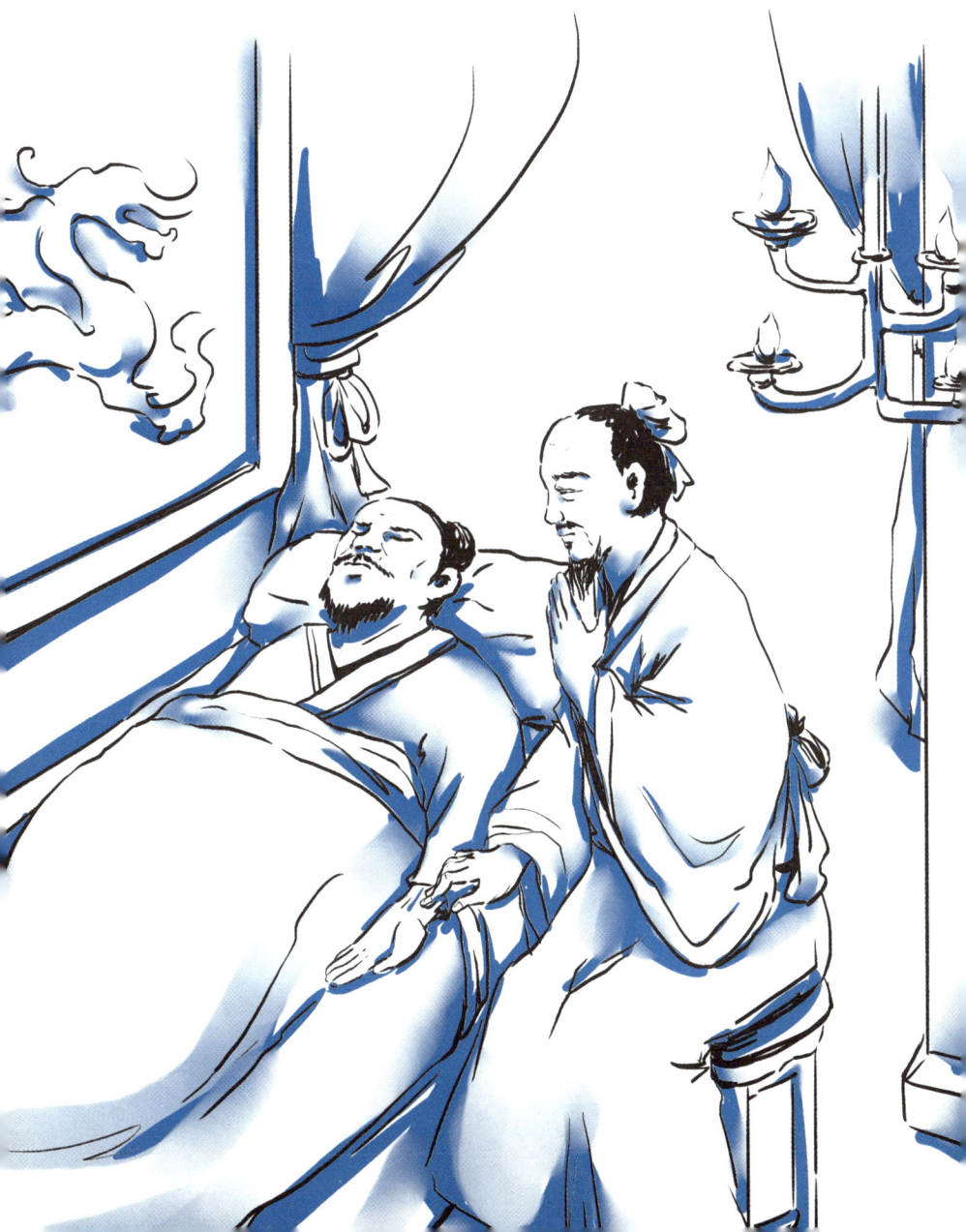

不管赵简子的梦境如何，是不是为当时朝廷的政治斗争服务，但扁鹊运用脉诊诊断得如此准确，震惊了朝野上下。赵简子为了感谢扁鹊，把河北内丘蓬鹊山四万亩田地赏赐给他。赵氏祖先崇拜鸟，蓬鹊山又有天然石鹊，赵地的百姓从此称秦越人为"扁鹊"。

扁鹊通过脉诊就预测了赵简子的病情，不愧是"神医"啊！

学一学

号 脉

切脉，俗称"号脉"，即医生用手指触摸患者手腕部的脉搏，去感应患者的脉搏跳动。经验丰富的医生，通过号脉，常能相当准确地判断患者的患病部位和性质及体内邪正盛衰，进而推测出病情的进展和预后等情况。关于号脉实际应用的记载，就来源于扁鹊。

脉分寸、关、尺三部，医生以手指定位。手腕部外侧有一个突起的部位，医生将中指按在这一部位，然后向内侧摸寻脉搏，这就是"关脉"。关脉之前是"寸脉"，即医生食指按住的部位。关脉之后是"尺脉"，即医生无名指按住的部位。病人两个手腕部的寸、关、尺加起来，一共是六部脉，分别反映体内脏

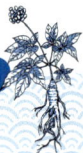

腑的情况。一般认为，左手寸脉反映心及小肠的情况，左手关脉反映肝、胆情况，左手尺脉反映肾和膀胱的情况，右手寸脉反映肺与大肠的情况，右手关脉反映脾、胃情况，右手尺脉反映肾与命门、三焦的情况。所以，中医号脉都是摸病人的两只手，这样才能反映全身脏腑的情况。

切脉之要有三：举、按、寻。用轻指力按在皮肤上叫举，又叫浮取或轻取；用重指力按在筋骨间，叫按，又称沉取或重取；指力不轻不重，还可亦轻亦重，以委曲求之叫寻。因此，诊脉必须注意举、按、寻之间的脉象变化。此外，当三部脉有异常时，还必须逐渐挪移指位，内外推寻，以取得准确的脉象。

说一说

1. 赵简子得了什么病？
2. 扁鹊用什么方法诊断赵简子的病？

试着找找寸、关、尺三个部位。

扁鹊抢救虢太子

隔空预测虢太子

扁鹊师徒数人行医治病，这天来到了虢国的都城，听说虢太子死了，于是他们来到虢国宫门外，想了解更多的真相。接待他们的是管理太子的属官中庶子，扁鹊急急地问："太子得了什么病？怎么城里的人都在祭祀呢？"这位中庶子不是一般的官员，他喜欢医药方术，对中医理论略知一二。他说："太子患病的主要原因是脏腑气血出了问题。气血的运行，应该按照既定的时辰运行，有规律性的变化，但是太子的气血运行混乱，不能按照规律有序进行，而是在血脉之中凝聚、胶结。气血不能疏泄，不能滋养全身，导致正气不足，邪气盛行。太子这次发病，身体不能活动，突然昏厥而死。"扁鹊又问："太子死多长时间了？"中庶子回答说："鸡鸣时分死的，一直到现在呢。""鸡鸣时分"指丑时，是古代十二时辰之一，相当于凌晨一点到三

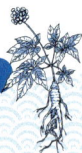

点。扁鹊问："入殓了吗？"中庶子说："怎么能入殓呢，他死还不到半天呢。"扁鹊听了中庶子的介绍，对太子的病情有了基本的了解，于是，胸有成竹地对中庶子说："请您向虢君转达我的敬意和诚意。我是扁鹊，家住在河北任丘，

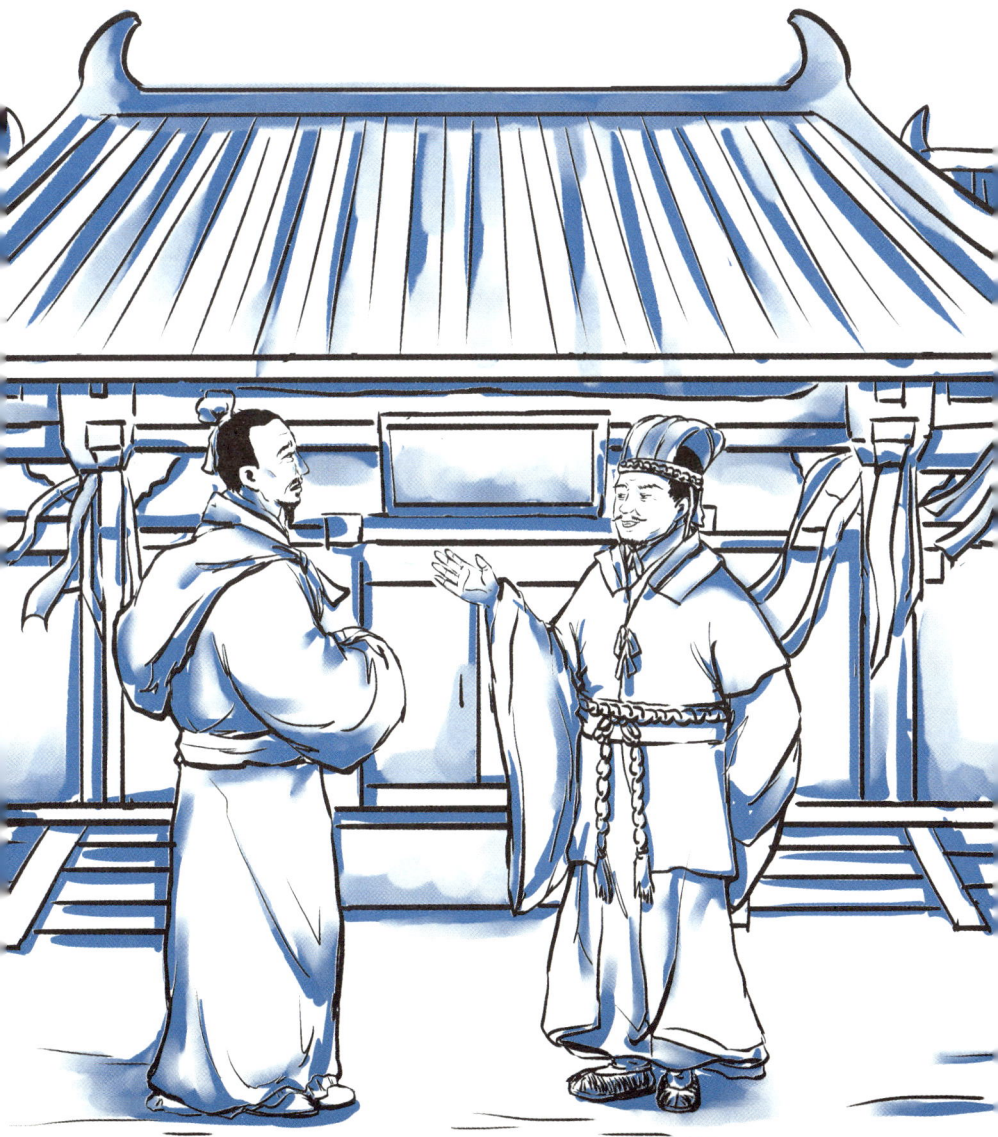

听说太子不幸而死，我能救活他。"中庶子吃惊地看着扁鹊，脸上满是怀疑地说："先生不是骗我吧，您凭什么说能够救活太子呢？我听说上古的时候，有个神医叫俞跗，治疗疾病的时候，不用汤药、酒剂、针刺、艾灸、按摩、熨贴等方法，一经诊察就能知道疾病的部位，再根据五脏的腧穴，割开皮肤，疏通经脉，按压脑髓，触动膏肓，梳理隔膜，洗涤胃肠、五脏，修炼精气，改变形体。俞跗可是太神了！先生的方法如果能像俞跗那样，那么太子就能救活；不能那样，还说能救活太子，刚会笑的小孩都会讥笑您的。"中庶子说完，哈哈大笑，脸上充满了不屑。扁鹊听到中庶子既讥讽又质疑的话，仰天长叹，他对中庶子说："大人，您所说的方法，就好像从竹管里看天，从缝隙中看花纹，太片面啊！我说的诊断治疗方法，不用切脉、望色、听声、观察身体，就能说出疾病的症状。通过疾病的症状，我能推论出疾病的病因；通过疾病的病因，我能推论出症状。如果您不相信我，可以去诊视太子，应当能听到他的耳朵里有响声，能看到他的鼻翼在翕动，顺着他的两条腿，一直到大腿根，应该还有温热感。"中庶子听了扁鹊的话，目瞪口呆。太子确实还有生命体征，扁鹊没有见到太子，可是说的都对啊！中庶子感觉真是遇到了神医，不敢怠慢，于是急忙把扁鹊的话传进宫去，报告给虢君。

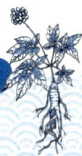

俞 跗

《韩诗外传》中记载："中古之为医者曰俞跗。俞跗治病，不以汤药，搦木为脑，芒草为躯，吹窍定脑，死者复生。"这段话告诉我们：俞跗作为医生，是在一个模拟的草偶身上进行一切操作，将草偶的"五脏""六腑"全部清理一番，使病人练精易形从而治愈。

说一说

1. 为什么中庶子说虢太子"鸡鸣时分死的，一直到现在"？死亡有时间下限吗？

2. 中庶子听了扁鹊的话为什么会目瞪口呆？

练一练

"鸡鸣"是古代"十二时辰"之一，找一找其他的时辰名称。

"内病外治"显神功

虢君听了扁鹊的话，非常震惊，赶快走出宫殿，在中门接见扁鹊。虢君说："我早已听闻您的大名，只是没有机会拜见您。如今先生到了我们这样的小国，来帮助我，真

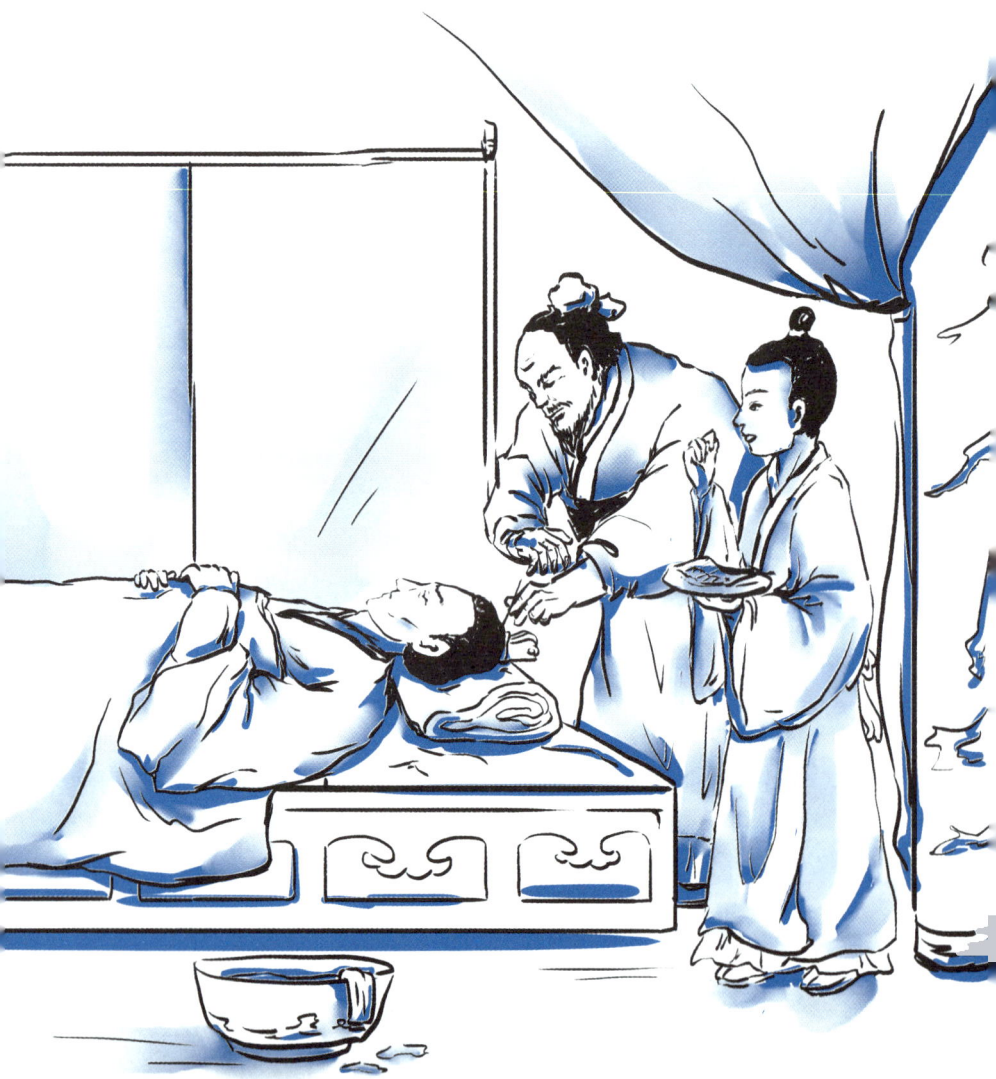

是太幸运了。有了先生，我的儿子一定能救活；没有您，他就会死去，不能复生。请您一定要救救我的儿子。"话还没说完，虢君已经泪流满面，抽泣哽咽，因过度的悲伤而精神恍惚，面色惨白。扁鹊说："虢君不要着急，太子患的是'尸厥'病，太子并没有死。""尸厥"是一种突然昏倒，四肢冰冷，意识丧失，像尸体一样躺在那里的疾病，是假死，并不是真的死亡。造成"尸厥"的原因是"气闭不通"，也就是说，在上面的阳气不能下行，在下面的阴气无法上行，气机闭阻，气血不能正常循环，病人处于一种昏迷状态。这种情况即使发生在现在，也是十分危重的病情，何况是在春秋时期，医疗技术低下，救治条件落后，就更加危险。

扁鹊带领子同、子明、子游、子仪、子越五位弟子，一起来到太子的病榻旁边，经过简单的诊察，立即取出治病的器具，大家一起忙了起来。扁鹊首先用针刺的方法，针刺头部的百会穴；吩咐子同捣药，子明施用灸法，子游顺着经络按摩，子仪复苏太子的神志，子越舒展太子的肢体。经过一番治疗，太子慢慢睁开了眼睛。之后，扁鹊又让弟子配制熨药，交替熨贴在两侧胸胁部位，太子就能坐起来了。两胁是特殊部位，前边的腹部为阴，后背属阳，两胁处于阴阳之间，是半阴半阳之地，也是阴阳交界的枢纽。在这个地方反复交替热熨，能把血脉打通，使气血、寒热、阴阳重新交流起来，有利于促使太子清醒，恢复健康。虢君看到太子转危为安，破涕为笑，他大声说："我的儿啊，你可吓死我了！快谢谢恩人扁鹊先生吧，如果不是他和他的弟子们，你的性命就难保了，他可是你的再生父母啊！"扁鹊又给太子配制了汤药，并告诉太子要顺应自然界阴阳的变化，注意饮食、衣着、起居各个方面。经过二十天的治疗，太子恢复了健康。

虢国都城的百姓听说了这件事，纷纷称赞扁鹊，说扁鹊具有起死回生的本领，"起死回生"的成语就是从这里来的。扁鹊面对众人的赞誉，坦荡而真诚地说："我扁鹊不能让死人复生，只是帮助病人恢复了健康。虢太子本来就是能够恢复健康的病人，我不过是尽了一个医生应尽的责任，让他重新站起来而已。"扁鹊质朴的话语，透露出一个医者的担当、诚实和仁爱。

虢太子康复了，其中包含了很多因素，扁鹊高超的医技是最重要的，其次还有治疗的时机。如果病情再耽搁久一些，病情再加重一些，就将不可救药了。因此，有病要早些治疗，才能抓住时机，取得良好的效果。扁鹊抢救虢太子使用的内病外治方法，一直流传下来，传承了几千年。

据传说，虢太子康复后，专门来到蓬鹊山感谢扁鹊的救命之恩，并拜扁鹊为师，学习望、闻、问、切之术。

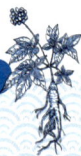

百会穴

百会穴在头顶正中线与两耳尖连线的交点处。头顶如同山峰的最高处，被称为巅顶。百会穴为"诸阳之会"，百脉于此交会，所以百会穴主治的病症很多，为临床常用穴之一，是治疗多种疾病的首选穴，具有醒脑开窍、安神定志、升阳举陷的作用。

百会穴位属阳，又于阳中寓阴，故能通达阴阳脉络，连贯周身经穴，对于调节机体的阴阳平衡起着重要的作用。扁鹊正是根据这一原理，选取百会穴进行针刺，使阴阳二气得以接续，从而使太子苏醒。

说一说

1. 扁鹊认为虢太子得了什么病？
2. 扁鹊和弟子用了哪些方法治疗虢太子？

找到百会穴，按摩自己的百会穴。

扁鹊望诊齐桓侯

望诊知疾病

扁鹊到齐国行医诊病，受到了齐国支持与欢迎，甚至成了齐桓侯的座上贵客，对于民间医生扁鹊来说，应该是很荣耀的事情，可是却出现了令人尴尬的场面。扁鹊见到齐桓侯后，没有逢迎他，而是出于医生的责任，也是对齐桓侯的关心，在看到齐桓侯神色上已经有了疾病的征兆时，顾不得多想，还未寒暄，就当着众人的面说："君主，您有病啊！它已经在皮肤、腠理阶段了，不治疗就会加重、加深。"

一般来说，国君是一个国家的主宰，国不可一日无君。一国之君患病，影响是不言而喻的，尤其是在古代医疗水平比较低下的时候更是这样。殷墟甲骨文就记载了大量的占卜疾病的记录，其中充满了古代帝王对疾病的恐惧，以

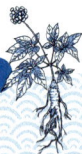

及对于疾病痊愈的期待。

　　扁鹊看到众人关切的目光，看到齐桓侯不知所措的眼神，立即解释说："您的病现在还比较轻浅，只是位于皮肤、肌肉之间，很容易治好。但是，不抓紧治疗的话，就有可能逐渐加深，造成不良后果。"听了扁鹊的话，齐桓侯

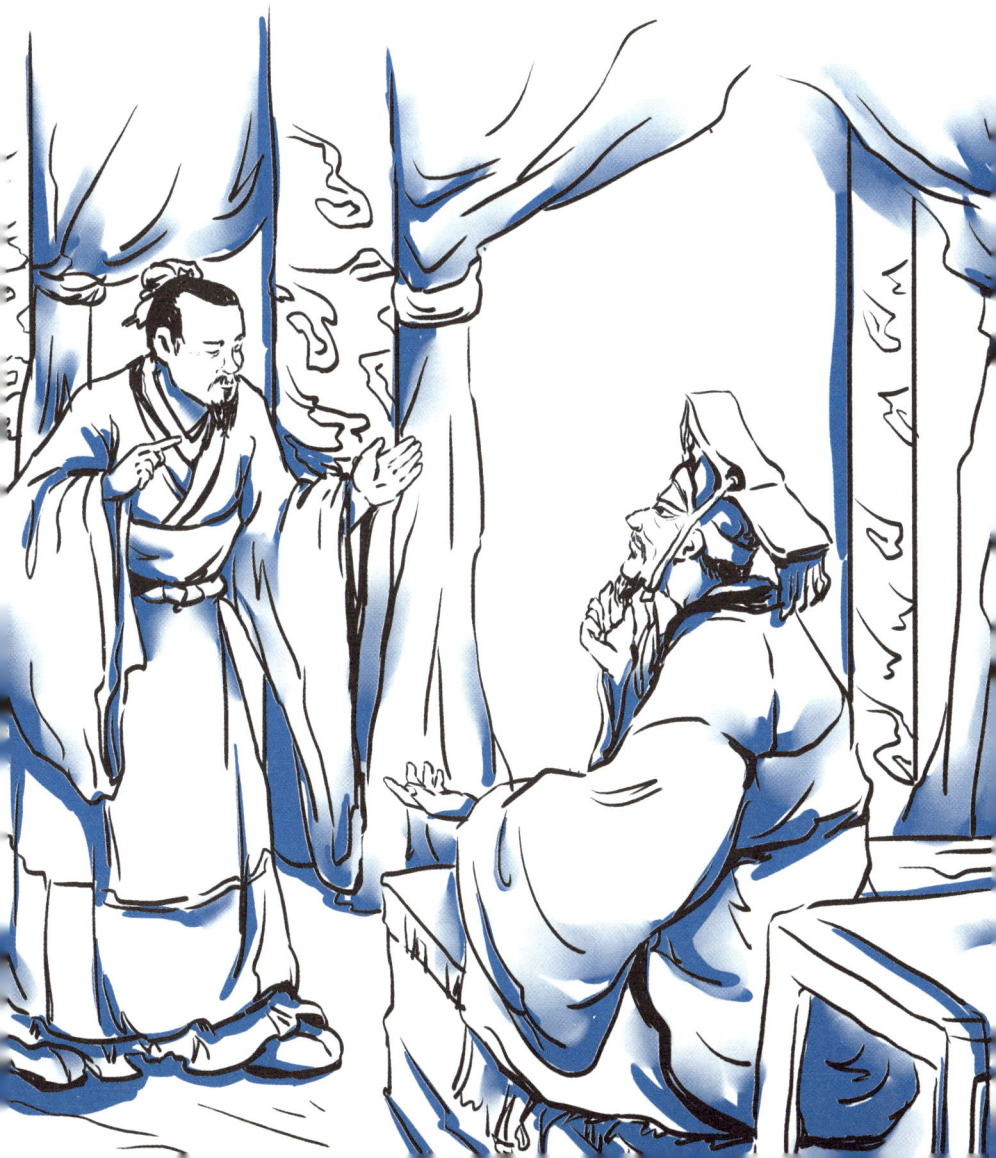

不信任地瞥了一眼扁鹊，故意大声说："寡人没有病！"

扁鹊见齐桓侯不愿再理自己了，就知趣地退了出去。齐桓侯望着扁鹊离开的背影，大声地对朝臣们说："医生都是贪财好利的人啊，扁鹊也不例外。他只想着捞取钱财，把没病的人说成是有病的人，既可以显示自己医术高明，又能赚更多的钱。"这个误解，不仅古代有，现代这种情况更多，也造成了医患关系的紧张。

过了五天，扁鹊接到齐桓侯的邀请，再一次赴宴。齐桓侯认为，扁鹊来到齐国，治病救人，的确值得敬佩，因此再一次发出了邀请，让扁鹊入宫来见。扁鹊见到了齐桓侯，望着他表现出来的病色，语气沉重地说："君主，根据我多年的诊断经验，您的病已经逐渐深入到血脉，比几天前加重了，不进行积极治疗，将会造成严重的后果。"齐桓侯眉头一皱，脸色一沉，对扁鹊说："我没有任何不舒服的感觉啊，我没有病！"第二次见面，又因为扁鹊的直言不欢而散。

又过了五天，扁鹊心中惦记齐桓侯的病情，又来到了宫内拜见齐桓侯，远远望去，齐桓侯的病又加重了，因此顾不了许多，再一次急迫地说："君主，您的病又加深了，已经到了肠胃之间，留给治疗的时间不多了，必须抓紧啊！"齐桓侯听了扁鹊的话，除了鄙夷，就是愤慨，因此假装没听见扁鹊的话，不再向他解释什么。

三次见面，扁鹊三次说有病，齐桓侯想不明白，决定跟扁鹊好好聊聊。于是，又过了五天，齐桓侯邀请扁鹊入

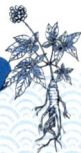

宫来见。扁鹊来到了大殿上，远远地望见了齐桓侯，没有开口说一句话，就一步一步向后退去，很快就不见了踪影。齐桓侯心中很是纳闷：扁鹊怎么不说我有病就跑了呢？

　　齐桓侯立即派人找扁鹊，扁鹊正在收拾行李，马上就要出门的样子。来人上前询问："扁鹊先生，国君请您赴宴，怎么您刚一露面就跑了呢？"扁鹊长叹一声说："医生以治病为天职，何况齐桓侯是我客居的国君，又这样器重我，我不能为了讨他的欢心而说假话，一次一次地劝说，无效啊，齐桓侯的病已经很严重了。"来人见扁鹊有话要说，于是坐下来，认真地听扁鹊说齐桓侯的病情。

学一学

望　神

　　神是生命活动现象的高度概括，其表现是多方面的，如精神表情、意识思维、面色眼神、语言呼吸、动作体态、舌象脉象等，都是组成神的要素。望神时观察的重点是眼神、神情、气色、体态。

　　1. 眼神　眼神是指眼睛的神采，主要从眼睛明亮还是晦暗，眼球运动是否灵活，视物清晰还是模糊等方面反映出来。五脏六腑之精气皆上注于目，目系通于脑，为肝之窍，心之使，神之舍，目最能反映脏腑的盛衰，所以望神应注重察目，特别是病情危急时，医者望目，对病人神的状况判断尤为重要。

2. 神情　神情是指人的精神意识和面部表情，是心神和脏腑精气盛衰的外在表现。若神志清楚，反应灵敏，表情丰富等表明心之精气充足；神志不清，反应迟钝，表情呆滞多为心之精气亏虚。

3. 气色　气色是指人的周身皮肤（以面部为主）的色泽。可以反映脏腑气血的盛衰和功能的强弱。皮肤的色泽荣润是脏腑精气充盛的表现，而皮肤枯槁则说明脏腑精气虚衰。

4. 体态　体态是指人的形体、姿态，与脏腑精气盛衰密切相关。形体丰满，动作灵活，表明脏腑精气充足；形体羸瘦，姿态异常，动作迟钝，说明脏腑精气不足。

说一说

1. 扁鹊为什么第一次见到齐桓侯就说他有病呢？

2. 扁鹊见了齐桓侯几次？每次都说的一句话是什么？

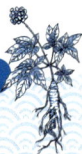

对着镜子望望自己的神，看看符合哪一种类型。

扁鹊说"六不治"

扁鹊见来人能够真诚相待，愿意听取他的看法，于是说出了他行医多年的深切感受——"病有六不治"。"六不治"是人得病后有六种情况不容易治疗。第一种情况是：有一类人，依仗自己的地位、财富而骄横放纵，不讲道理，这样的病人不太好沟通，医生治疗过程中心理压力大，病就不容易痊愈。第二种情况是：患者过分看重钱财，不珍惜生命，这样的人也不好治疗。第三种情况是：患者穿衣饮食、起居劳作，不能按照医生的嘱咐去做，这样的人也不容易取得好的治疗效果。第四种情况是：病人的阴气、阳气不平衡，一方过于偏盛，或者五脏之间不平衡，已经达到十分严重的程度，也不容易治疗。第五种情况是：病人的身体极度虚弱，不能服药，这样的病人治疗也不容易取得疗效。第六种情况是：病人只相信巫术，不相信医生，也不容易治疗。

扁鹊说，医生与患者的关系之中，患者是健康的主体，医生只是帮助患者恢复健康，是辅助手段。治疗疾病，不可喧宾夺主。病人只要有上述六种情况中的一种，就难于治疗了。有的患者同时具有几种难治的因素，怎能取得好

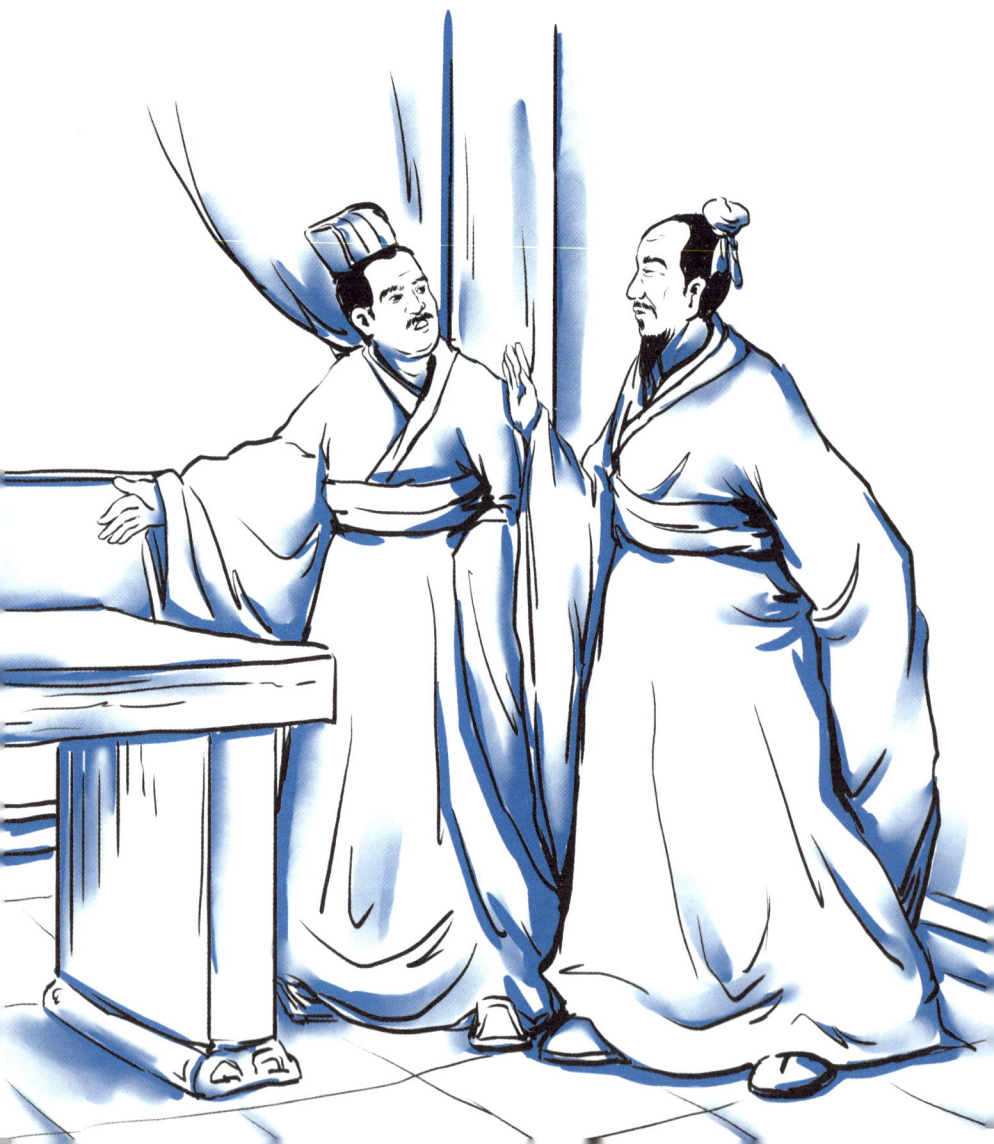

的治疗效果呢？

　　来人听了扁鹊的话，心生敬佩，他担心扁鹊不给齐桓侯治病，忍不住问："扁鹊先生，照您的看法，您不打算给君主治病了？"扁鹊看了来人一眼说，医生治疗疾病，痊愈的关键在于选择治疗时机。如果疾病初起，邪气位于体表，在皮肤、肌肉的时候，服些汤药进行发散，或者按摩热敷，通过让病人出汗，就可以排出邪气，治愈疾病；如果疾病进入血脉之中，可以使用针刺的治疗方法，疏通血脉，也能治疗成功；如果疾病深入肠胃中，可以用药酒、汤药，使病人通过泻下秽浊治好疾病；如果病邪深入到内脏，进入骨髓，邪气没有出路，体质败坏到不可救药的程度，即使掌管生命的神，也是没有办法的啊！齐桓侯错过了治疗的最佳时机，病邪已经深入骨髓，我已经没有办法治疗了，所以只能离开了。

　　扁鹊的话，是他长期治病行医的经验总结，疾病的传变是有规律可循的，一般情况都是由表入里，由浅入深，由轻而重，由寒转热，由实致虚。可惜的是，齐桓侯听不进扁鹊的劝告，不相信扁鹊的先见之明。又过了五天，齐桓侯发病，他感觉到疼痛难忍，派人去请扁鹊，扁鹊已经离开了齐国，齐桓侯果然死去。这个故事就是"讳疾忌医"典故的由来。

　　"上工治未病"，是说高明的医生不是等到疾病已经形成之后才开始治疗，而是在没有疾病的时候进行预防。对于病人来说，更需要珍惜治未病的时间。一旦发现患病，早期就要积极干预，在病灶没有形成之前进行治疗，这是患者给自己重生的机会，但这样的机会，并不是人人都能抓得住的，齐桓侯就因为没有抓住机会而丢了性命。

学一学

望形体

望形体是观察病人形体的强弱胖瘦、体质特征等以诊察病情的方法。

1. 形体强弱

（1）强壮：表现为胸廓宽厚，骨骼粗大，肌肉结实，筋强力壮，皮肤光滑润泽，精力充沛，食欲旺盛。表明内脏坚实，气血旺盛，抗病力强，这种人不易患病，即使患病也容易治愈，预后较好。

（2）赢弱：表现为胸廓狭窄，骨骼细小，肌肉瘦削，筋弱无力，皮肤干枯不泽，精神不振，食少纳呆。表明内脏虚衰，气血不足，抗病力弱，这种人容易患病，且病后多迁延难愈，预后较差。

2. 形体胖瘦

胖瘦宜适中，过于肥胖或过于消瘦皆非所宜。古人用"纵腹垂腴""大肉陷下"分别描述肥胖体型和消瘦

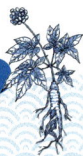

体型。确定人体的胖瘦，常用的指标是：体重指数（BMI）=体重（kg）/身高（m）^{2}。2000 年国际肥胖特别工作组提出了亚洲成年人 BMI 正常范围为 18.5—22.9；<18.5 为体重过低；≥23 为超重；23—24.9 为肥胖前期；25—29.9 为Ⅰ度肥胖；≥30 为Ⅱ度肥胖。但应注意，肥胖症并非单纯体重增加，往往也是某些疾病的临床表现之一。

观察形体胖瘦时，应注意与精神状态、食欲食量等结合起来综合判断。若形体肥胖，肉松皮缓，食少懒动，动则乏力气喘，属形盛气虚。多见于阳虚脾弱之人，痰、饮、水、湿易于内停；一旦脏气失调，则痰壅气塞而发眩晕、中风等病。故有"肥人多痰湿，多中风"之说。若形瘦乏力，气短懒言，多属气血亏虚。形瘦食少，多属脾胃虚弱；形瘦多食，多为中焦有火。形瘦颧红，皮肤干枯者，多属阴血不足、虚火内扰，可见于温病后期或肺痨等慢性消耗性疾病。故有"瘦人多虚火，多痨嗽"之说。若久病卧床不起，骨瘦如柴者，即《内经》所谓"大骨枯槁""大肉陷下"，是脏腑精气衰竭，气液枯涸，属病危之象。

1. "病有六不治"的内容是什么?
2. 齐桓侯的疾病是如何发展转变的?

练一练

　　给父母算算体重指数,看看他们的体重是否正常。

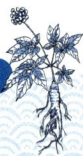

仓公的故事

仓公学医

　　仓公是汉朝诸侯王国齐国人，家住在临淄，就是现在的山东省淄博市，姓淳于，名字叫意。西汉时期把国家储粮的大仓称为太仓，淳于意做太仓令，管理粮仓，人们尊敬地称他为太仓公。由于司马迁的《史记》为仓公立传，由此，"仓公"成为淳于意的专称。

　　仓公年轻时就喜欢钻研医术，常阅读些医药方书，但治疗后效果却不太好，为了学真本事，开始遍访名师。他听说淄川唐里人公孙光精通古方，治病很灵验，就去拜公孙光为师，虚心学习。他孜孜不倦，如饥似渴，把医方的化裁应用、阴阳理论以及口授心传的诊治方法，都一一记录下来。公孙光见仓公憨厚又聪明，勤奋好学，就把秘方医术都拿出来教给仓公。

　　学习了一段时间后，公孙光渐渐发现仓公的医术越来越高，他的见解有许多独到之处，公孙光对仓公说："你一定会成为国医的！这些都是我年轻时学到的精妙医方，全教给你了，你不要再教给别人。"仓公说："我能拜您为师，得到您全部的秘方，太幸运了。我就是死了也不敢随便传给别人。"公孙光又说："我已经老了，没有什么能让你学习提升的东西了，我有个兄弟叫公乘阳庆，他的医术在我之上，我把你推荐给他，你去跟他学吧。"公孙光于是写信，把仓公引荐给同胞兄弟公乘阳庆。

公乘是西汉二十等爵位中的第八等爵，有爵位的家庭经济条件一定都不错。公乘阳庆居住在临淄，他精通医道，他的医方一般人很难理解。当时公乘阳庆已经七十多岁了，

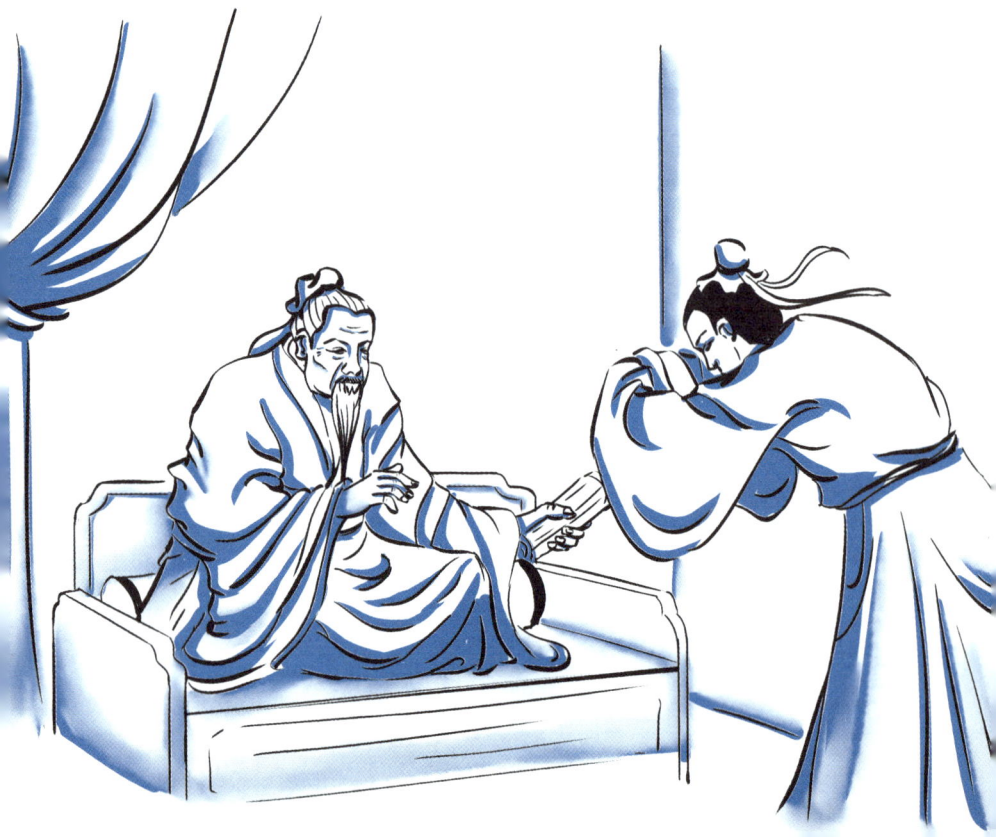

看到仓公基础牢固，资质聪颖，奉师殷勤谨慎，虚心好学，非常喜欢他，就在仓公三十六岁的时候，收仓公为徒。

仓公非常仰慕公乘阳庆，十分珍惜这来之不易的学习机会，认认真真完成先生交代的学习任务。公乘阳庆很是欣慰，他对仓公说："以前你学习的内容不正确，你要抛开。我有古代先辈医家传授的黄帝、扁鹊诊脉书、药剂理论的书籍，以及观察面部颜色诊病的方法。学会了这些内容，通过病人的病症就可以判定能否医治。我家中富足，教你不为钱财，只是因为欣赏你，才把自己收藏的秘方书全部传给你。""太幸运了，我何德何能让先生如此垂爱！"仓公深深拜谢阳庆先生。

仓公跟师学习三年，第一年以学习医书为主，刻苦背诵公乘阳庆传授的绝版医书，并根据医书上面的知识反复进行分析研读。通过一年的学习，仓公的医学水平达到了一个新的高度，为以后的医学生涯奠定了坚实的基础。第二年，仓公开始试着为人治病，虽然和以前相比，治病的成功率提高了很多，但还是不能很精确地找到病患的病因。经过三年苦读，他的医道、医术皆有大的飞跃，尤其精于诊断。他为人诊治疾病，可以预知人的生死，决断疑难杂症，判断是否可治，有起死回生之术。从此，仓公告别公乘阳庆，开始行医。

仓公的成长经历让我们深思，他的成功绝非偶然，其中包含了两个重要的条件：一是自强不息。仓公在看病没有效验的情况下，不是放弃，而是积极寻找方法，孜孜以求；在学习的过程中，用心钻研，苦读精思。这是自我努力的过程，也是成功的首要条件。《周易》中说，"天行健，君子以自强不息"，仓公就是自强不息的君子。二是拜名师。名师医德高尚，传道诚心诚意，将自己的知识全部奉献给学生；名师医术精湛，授业尽心尽力，学生能够得到更好的提升。仓公的两位老师都尽其所能地把自己的知识传授给他，公乘阳庆更是将自己的秘方书全部奉献，他们是名医，更是名师。在两位老师的培养引导下，仓公迅速成长，仅用三年的时间，便可诊病决断死生，成为一代名医。

站在巨人的肩膀上，所看到的风景自然不一样，所达到的高度更是不同。

学一学

五色诊

中医在望病色时，有五色主病的区分。病人的面色有偏青、偏赤、偏黄、偏白、偏黑的不同，分别代表了体内不同的病变情况。

一般来说，白色主虚、主寒，面色白的健康人脸色是白里透红，而贫血病人的面色发白，但无光泽。

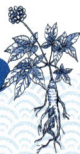

黄色主脾虚、湿证，如脾胃虚弱的病人常见面色发黄。青色主寒、主痛，受寒的病人面色发青。黑色主肾虚，可见到眼圈发黑。赤色主热，高烧的病人常见面色发红。

从五脏配五色的角度分析，青为肝，赤为心，黄为脾，白为肺，黑为肾。因此从面色变化可以推测五脏病变。青色一般见于肝胆病症，红色一般见于心脏病症，黄色多属脾胃病，白色是肺脏病变的表现，黑色与肾脏疾病有关。

望面色要区别正常与异常的病色。如寒冷、惊恐等刺激引起的毛细血管强烈收缩，则可使面色变得苍白。剧烈运动、饮酒、日晒、情绪激动时，都能引起短暂的面部潮红。健康人的面部随着季节、气候变化，或由饮酒、劳动、情绪变化、日晒等引起的临时性面色改变，不属病色，望面色时应当鉴别。

说一说

1. 淳于意为什么被称作"仓公"？

2. 仓公的老师是谁？

用五色诊看看爸爸、妈妈的面色是否是正常的面色。

缇萦救父

仓公出师后开始行医，足迹遍及山东，医名大震，他曾为齐侍御史、齐郎中令、齐中御府长、齐中尉、阳虚侯相、齐中大夫、齐中郎、齐王侍医等看过病。由于仓公医术精湛，学识渊博，各诸侯王都想招募他为自己所用，赵王刘遂、吴王刘濞、济南王刘辟光先后召他为侍医，他都不敢前往。因为为这些达官显贵治病，仓公感到压力很大。患者病愈或许有功，而不愈甚或恶化乃至死亡，后果想来实在会令每个普通人不寒而栗。另一个原因是他担心做侍医而受到束缚，失去自由。他希望没有拘束地为广大百姓治病。为了躲避达官显贵，仓公想了很多办法，他把户籍迁到亲戚、邻居等人名下，不理家事，到各地行医，访查名医。继公乘阳庆之后，仓公又拜师数人，得到当时多家高师的传授。仓公刻意躲避的行为，遭到诸侯王们的记恨，

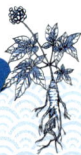

得罪了不少权贵。

汉文帝十三年（前167）发生了一件大事：未满二十岁的齐文王因病去世。仓公没有给齐文王看过病，但听说过文王患肥胖病，气喘，头痛，眼睛看不清东西，仓公认为这不是病。因为文王身体肥胖而聚积了精气，身体得不到活动，骨骼不能支撑肉躯，所以才气喘，这用不着医治。《脉法》说："二十岁时，人的脉气正旺，应该做跑步的运动；三十岁时应该快步行走；四十岁时应该安坐；五十岁时应该安卧；六十岁以上时，应该使元气深藏。"齐文王年龄不满二十岁，脉气正旺，应该多跑动，但他却懒于活动，这是不顺应自然规律的

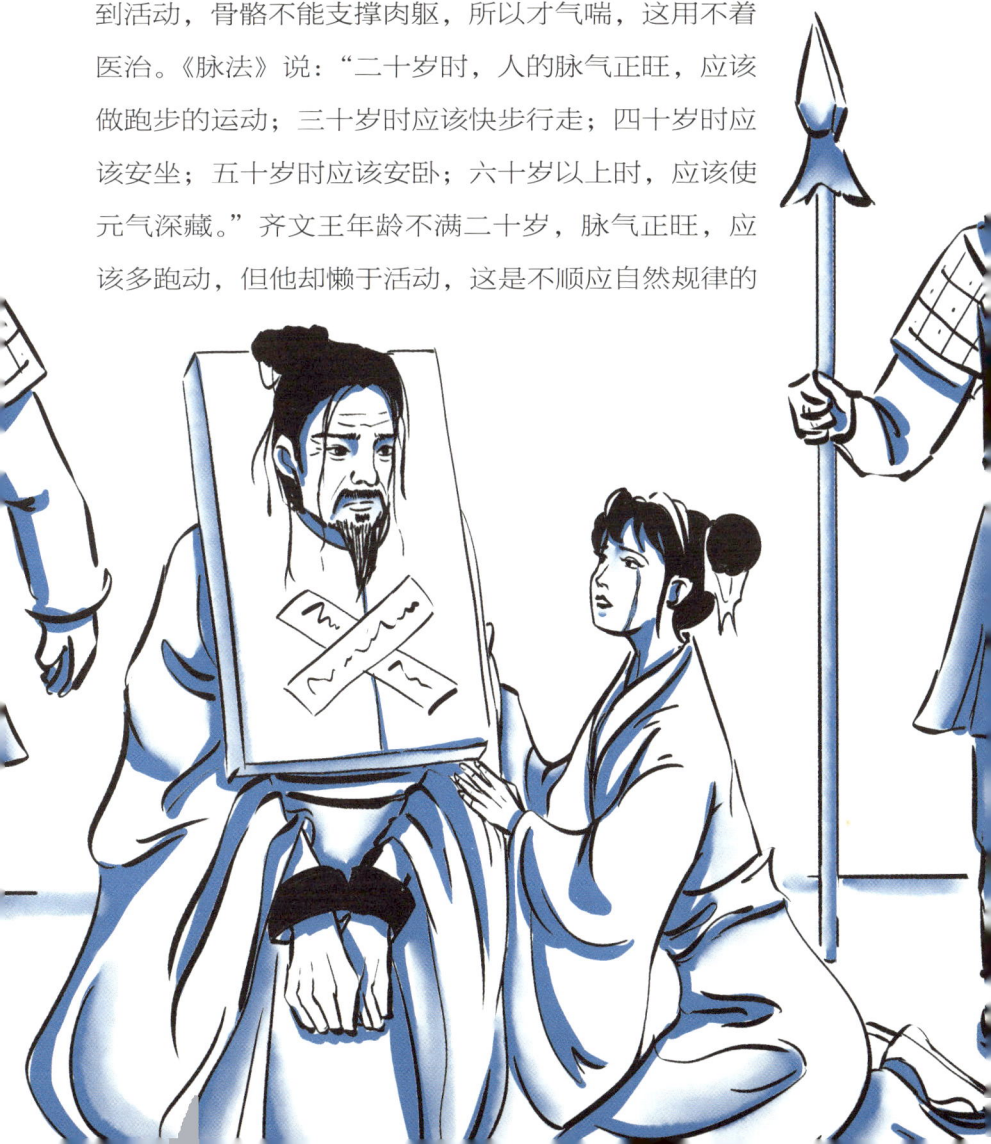

表现。仓公认为文王应当调节饮食，多运动，开阔情怀，疏通血脉。但是其他医生对文王实施了灸法治疗，导致文王病情加重而死。仓公说："二十岁是人们说的'气血质实'的时期，从医理看不应该使用灸法治疗，使用这种方法就会导致气血奔逐不定。"

文王年纪轻轻即不幸离世，可以想见，此事给他的家人带来的痛苦。诸侯王认为，如果仓公给文王诊病，文王就不会死，于是他们便以私自改换户籍，隐藏行踪，不为人治病，病人都怨恨他为理由，状告仓公。在各位诸侯王的压力下，汉文帝便下令缉拿仓公，并押解到长安，处以肉刑。

肉刑属于西汉刑法的身体刑罚，不仅仅是对身体的惩罚和损毁，更是精神上的侮辱与伤害。犯人在接受肉刑的同时，也意味着正常社会身份的丧失，直接遗留下来的无以修复的创伤，将作为一种不可磨灭的耻辱印记，永远伴随犯人的一生，甚至会更加广泛而深远地影响到其家庭、家族乃至后裔，这种精神上的打击无疑是更为严重的，也是更为可怕的。试想，经受过肉刑的仓公，即使拥有精湛的医术，还会一如既往充满勇气和自信地面对众多的患者吗？

仓公被押去京城长安受刑，临走时，他的五个女儿跟在他身后啼哭不止，仓公生气地骂道："生了你们这些女孩子，没生个男孩，危急的时候没有一个管用的。"他最小的

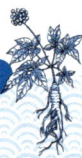

女儿缇萦只有十五岁，听了父亲的话，感到很伤心，决心跟随父亲西行。到了长安，缇萦给汉文帝写了一封奏书，说："我父亲作为太仓令，管理国家粮仓，齐国人都称赞他廉洁正直，现在因为行医之事而触犯法律，应当受到惩罚。但是死去的人不能复生，而受到肉刑的人身体不能接续，即使想改过自新，也没有途径了。我愿意入官府做奴婢，代父受刑，以赎父罪，使他有改过自新的机会。"

汉文帝读了缇萦的奏书，非常感动，一个弱女子，舍身救父，孝心感动天地，于是汉文帝赦免了仓公。缇萦的救父奏书不仅使仓公免除肉刑，而且对汉代的法律产生了影响，从那年开始，汉文帝废除了肉刑。

缇萦救父的行为，得到了后世的赞叹，班固曾在《咏史·缇萦》中称赞缇萦："百男何愦愦，不如一缇萦。""缇萦救父"成为中国历史上二十四孝故事之一，流传千古，后来刊入清朝同治时期的《百孝图》中，被奉为中国传统孝道的榜样。

学一学

闵损单衣顺母

闵损，春秋鲁国人，孔子弟子。自幼丧母。父亲娶了后妻，又生了两个儿子。继母经常虐待他，冬天给自己亲生的两个儿子用棉花做冬衣，而给闵损的，却是野地里芦花做的薄衣。一次，他为父亲驾车，体寒手抖，车险些失控，父亲怒而鞭打，芦花飞出。父亲决定休掉后母，闵损却哭着劝阻："娘在只孩儿一人受冻，娘走了两个弟弟衣单。"被感化过来的继母对闵损又敬又爱，处处待闵损胜过自己的亲生儿子，弟弟对兄长更是敬重有加。

说一说

1. 仓公犯了什么罪被判肉刑？
2. 缇萦为什么被作为中国传统孝道的榜样？

练一练

做一件孝敬父母的事情。

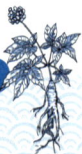

最早的医案——诊籍

　　仓公被释放不久，汉文帝就降下圣旨，要亲自接见仓公，他想知道这个神奇的医生是怎样治疗病人的。仓公向文帝详细地叙述了自己拜师、行医、授徒的经历，他说："陛下，我治疗的患者都有诊籍。""诊籍是什么？"文帝问。仓公缓缓地说："远近的老百姓都来找我治病，我应接不暇，有些疑难病症，经过反复几次的治疗才能奏效。时间长了，光凭记忆很难记住以前的用药情况，为了方便诊病，总结医疗经验，我就把这些患者的个人情况以及诊治经过，都详细地记录下来，形成了二十五个诊籍。每个诊籍都包括患者的姓名、性别、年龄、职业、居住地、病名、症状、治疗、预后等。""诊籍"是我国医学史上现存最早的医案，它的内容比较完整，涵盖了现代医案的基本要素，集中反映了仓公的医学思想，为后世了解西汉时期的医学水平，保留了珍贵的历史资料。

　　仓公之前有没有"诊籍"呢？其实，中医"诊籍"的萌芽可追溯到周代。据《周礼》记载，当时的医生已有关于疾病名称及治疗结果的记录，但其作用主要是用于评定医生的疗效，从而确定他们薪俸的等级。

　　从仓公"诊籍"记录的患者身份、职位来看，既有王侯将相、达官贵人，也有医生、百姓、奴仆、侍从等，说明仓公的接诊范围广泛。其中男性十八例，女性七例，涉及内科、外科、妇科、儿科、骨伤科、口腔科、精神科等各科疾病。汉文帝问仓公："像你这样的名医给人治病，一定是没有失误吧。"仓公谦虚地回答："陛下，二十五例诊籍并不是全部治愈，有十例病人死亡，有四例预后不好。"仓公对自己的失误毫不掩饰，显示了他实事求是、认真严谨的科学态度。

仓公运用的诊断方法包括望、闻、问、切四种，特别注重脉法。

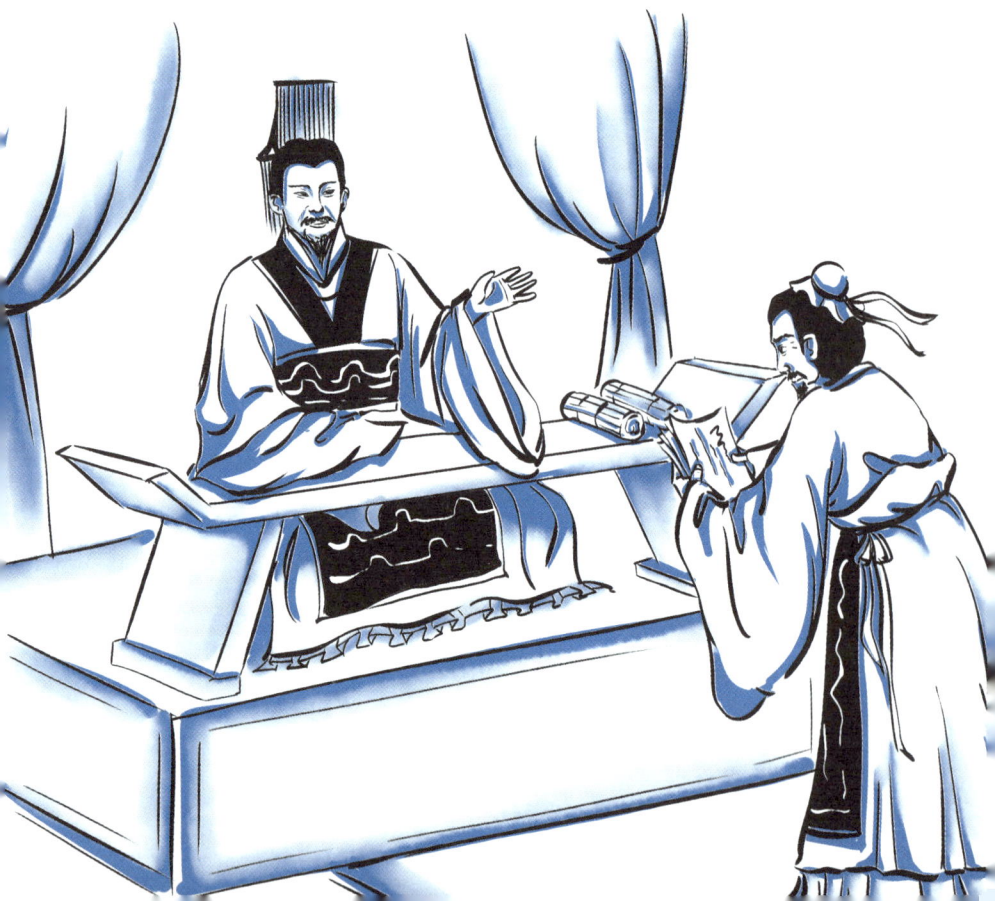

齐国一个姓淳于的司马病了，病人说自己吃完东西就拉肚子，仓公诊脉后说："根据脉象，得的是迵（dòng）风病，你吃饱后就剧烈运动了吧？"淳于司马回答说："我到君王家吃马肝，吃得很饱，看见送上酒，我不想喝，就跑开了，后来又骑快马回家，到家就下泄几十次。"迵风就是洞泻，是由风邪引起的泄泻，仓公说："不要紧，你用米汤送服火剂汤，七八天就会痊愈。"火剂汤治肠胃病，具有泻火解毒的作用。

当时医生秦信在旁边，仓公离开后，他问左右阁都尉："仓公诊断司马得的是什么病？"都尉回答说："是迵风病，能很快痊愈。"秦信就哈哈大笑说："这病没看对啊！司马的病，依照病理会在九天后死去。"司马家人听说后很吃惊，难道这次仓公诊断错了吗？家人听信了秦信的话，没有服用仓公开的药物。九天过去了，司马并没有死，司马家人知道错怪仓公了，赶快召请仓公诊治。仓公询问病情，完全像他预测的一样。他为司马调制火剂汤，用米汤送服，七八天后病就好了。

为什么仓公预言得那么准确呢？当然是他脉诊准确并能制定出正确的诊断方法。这个病案也告诉我们，饭后剧烈运动是很容易得病的。

古代的医生都是上门给病人诊治，很辛苦。仓公善于思考，工作认真谨慎。他爱护病人，把病人当作至亲的家人，把治愈疾病、减轻病人痛苦看作最重要的事情，才促使他发明了"诊籍"。自此以后，不管有多少病人，只要看到"诊籍"，都能连续治疗，有效治疗。仓公是一个聪明的医生、医术高超的医生、仁爱的医生，这样的医生被称为"大医"。

学一学

中医病历书写要求

病历书写是中医临床医务人员的基本功，可反映医务工作者医疗技术、科学作风和文化修养的水平。而规范中医病历书写格式并加强其质量管理，目前已成为中医医疗机构科学管理的重要工作。

文字、格式及用语要求：

1. 中医病历要求内容完整，重点突出，主次分明，条理清晰，语句精练，书写整洁，字迹清晰，表述准确，应规范使用医学术语，而中医术语的使用应依照相关标准、规范执行。其中，简化字应以2013年国务院发布的《通用规范汉字表》为准。

2. 病历中所涉及的计量单位按我国有关标准书写，数字采用阿拉伯数字。

3. 病历书写一律使用阿拉伯数字书写日期和时间，采用24小时制记录。

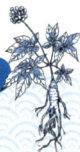

4. 病历中每页上均应填写患者姓名、病历号和页序号。

5. 医师签名位于右侧，字迹必须清晰易辨，而计算机打印的病历也应有医师的手写签名。

6. 病历书写应当使用中文，通用的外文缩写和无正式中文译名的症状、体征、疾病名称等则可以使用外文。

说一说

1. 什么是"诊籍"？现存最早的"诊籍"是谁创制的？

2. "诊籍"中包含哪些内容？

练一练

试着写一个病案

患者姓名	性别	年龄	职业
居住地	病名	症状	治疗

脉诊辨证除病痛

仓公诊病的医案记载得很详细，体现了仓公诊病的严谨，医技的高超，特别是脉诊辨证准确，手到病除。

齐王二儿子的儿子生病了，召仓公去诊治，仓公切脉后说："这是气膈病，这种病让人感到心中烦闷，吃不下东西，时常吐出绿色的胃液。"气膈为五膈之一。五膈指忧膈、恚膈、气膈、寒膈、热膈。仓公说："患这种病是因为内心忧郁，思虑过多，厌倦饮食。"仓公当即开了下气汤，让人熬制好了给男孩喝下。一天后，男孩膈气下消，感觉舒服多了，也不再恶心呕吐了；又过两天就能吃东西了，三天后病就痊愈了。

仓公脉诊准确，用药对症，只用三天时间就治愈了疾病。有人说中医治疗慢，其实是诊断不准确、用药不对症的缘故。

这个男孩因为忧郁生病，属于中医情志病。中医把人的情绪归纳为喜、怒、忧、思、悲、恐、惊七种，称为"七情"。任何一种情绪过度，如大喜、大怒、大忧、大思、大悲、大恐、大惊，都会产生疾病，并且会影响到不同的脏腑，如怒伤肝，喜伤心，思伤脾，悲忧伤肺，惊恐伤肾等。可见，做情绪的主人，管理好自己的情绪是多么重要！

齐国名叫信的中御府长病了，仓公去他家诊治，切脉

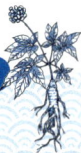

后告诉信说："你得的是热病，夏天会大汗，脉搏衰弱，不过不会死。"仓公顿了顿，又说："得这种病的原因是天气严寒时曾在流水中洗浴，洗浴后身体就发热了。"信说："您真是神医啊！去年冬天，我为齐王出使楚国，走到莒（jǔ）县阳周水边，看到莒桥坏得很厉害，我就揽住车辕不想过河，这时马突然受惊，我一下子掉到河里，差一点儿被淹死。随从官吏把我从水中救出来，衣服全湿了。我冷得浑身发抖，过一段时间，冷止住了，全身开始发热，从那时到现在一直没好，不能受寒。"仓公听完信的叙述后，立即为他调制火剂汤，驱除热邪。服用一剂药后不再出汗，服用两剂药热退去了，服用三剂药病痊愈了。随后仓公又

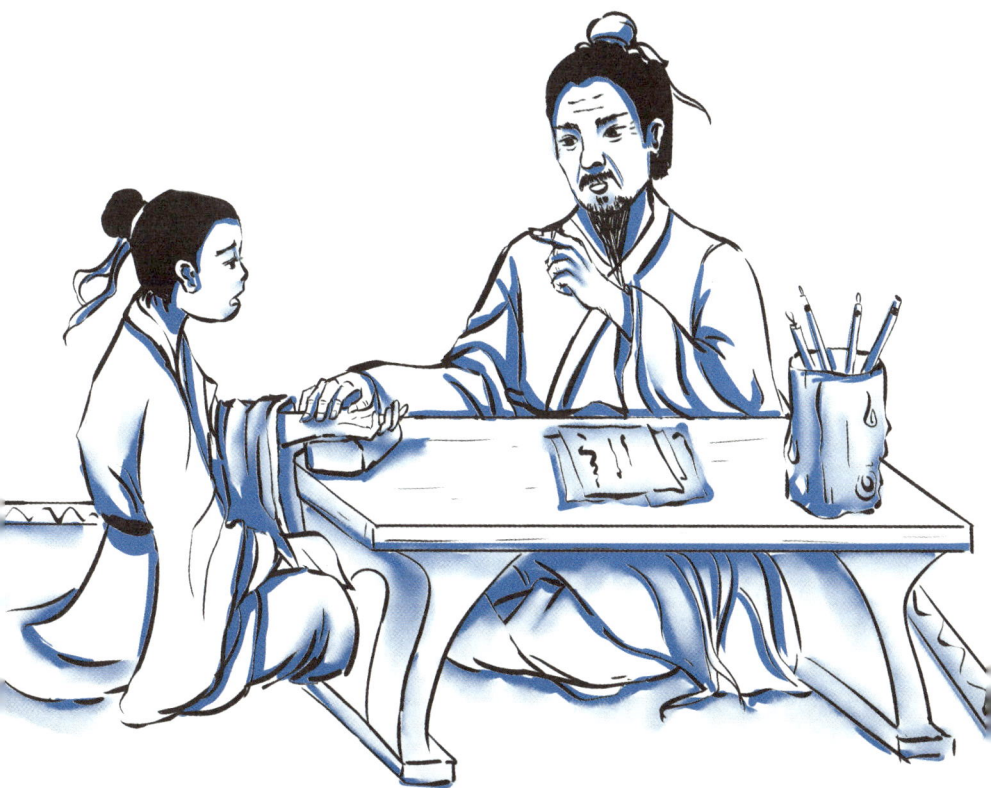

让他服药二十天，身体就完全康复了。

信的热病得于寒，表现为热，属于真寒假热证。中医的治疗原则是"寒者热之，热者寒之"，就是说寒性病用热性药治疗，热性病用寒性药治疗，所以仓公用了火剂汤来清热。我们患风寒感冒，症状却是发烧，这是身体内正气和邪气斗争的缘故，治疗就要驱寒。

信被仓公的医技所折服，他问仓公："您是怎么知道我的病的？"仓公说："我之所以能知道您的病，是因为切脉时，发现您的脉象是'并阴脉'。《脉法》中说：'热病如果内热、外热错乱交杂的就会死。'我切您的脉时，没有发现内热、外热交杂的情形，都是'并阴脉'。并阴脉，脉状顺的能用清法治愈，热邪虽不能完全消除，但能保住性命。如果一时失治，就会变成时寒时热的病。"仓公所说的"并阴脉"，是热病转向痊愈的征兆，仓公正是通过这一脉象预测了信的疾病走向。

这个故事让我们想到了冬泳。有些人喜欢冬泳，但这项运动存在一定的风险。很多人坚持了很多年，身体已经适应了，如果从来都没有做过这项运动，还是慎重些。冬季保护阳气才是最重要的。

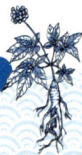

真寒假热证

寒热真假是指疾病发展到寒极或热极的阶段，有时会出现某些与疾病本质相反的假象表现，如"寒极似热""热极似寒"，即所谓"真寒假热""真热假寒"。

真寒假热证是指疾病本质为寒证，却见某些假热象表现的危重症候。症见四肢厥冷、胸腹欠温、下利清谷、小便清长、舌淡苔白等一派寒象的同时，有热象：或有身热，但反欲盖衣被；或面赤，却两颧泛红如妆，时隐时现，游移不定；或口渴，但不欲饮，或不多饮或喜热饮；或自感烦热，而胸腹必无灼热，下肢必厥冷；或咽喉痛，但不红肿；或脉大，但按之必无力等假热之象。

真寒假热产生的机理：主要是由于阴寒极盛，壅阻于内，格阳于外，使阴阳之气不相顺接，相互格拒而成；也可因元阳虚衰至极，阳不制阴，偏盛之阴盘踞于内，逼迫虚阳浮越于上，阴阳不相维系而形成。二者均属"阴盛格阳证"，但后者又称"戴阳证"。

说一说

1. 七情指哪七种情绪？

2. 七情和五脏怎么对应的？

练一练

根据文章内容填写下表

患者	病名	病因	症状	方药
齐王二儿子的儿子				
中御府长信				

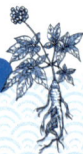

郭玉的故事

郭玉诊脉辨男女

郭玉是东汉著名的医学家，四川雒县人，他学医的经历要从他的师祖涪翁说起。

郭玉的师祖涪翁是一个神秘人物，家住四川涪陵。涪陵的涪江是长江支流嘉陵江右岸最大的支流，他平时在涪江以钓鱼为生，没人知道他的身世，也没人知道他叫什么名字，人们就称他"涪翁"。涪翁没有耕地可种，也没有孩子要养，一个人常常吃不饱饭。好在他有一双会治病的手，有时看到乡民生了病，他便用银针为他们治疗，往往针刺一次，手到病除。病愈的乡民为了感谢他，有时送他一斗米，有时送他两尾鱼。时间一长，这些乡民的病案与诊断的经验慢慢被涪翁记录成册，最终汇聚成两本医书——《针经》与《诊脉法》。《针经》是我国第一部较为系统地论述针灸疗法的专著，在当时非常有名。

人们都觉得这个老人太神奇了，有这么好的医术，怎么不坐堂行医呢？但是涪翁却非常低调，过着隐姓埋名的隐居生活。

一个叫程高的小伙子，喜爱医学，读了《针经》与《诊脉法》，对涪翁非常崇拜，想拜涪翁为师，他到处打听，终于，在一望无际的涪水边，发现了一个垂钓的老者，上前询问，原来这就是涪翁。程高赶紧倾诉多年来求学的渴望，无奈涪翁隐居，不愿收徒。程高就一次次地拜访，坚定不移。一转眼又是好多年过去了。涪翁看到程高为人淳朴，心地善良，诚恳好学，特别是执着的劲头，打动了涪翁，终于收程高为弟子。程高学成后，医术不在涪翁之下，受老师的影响，也像涪翁一样隐居山林，人们将其师徒二人尊称为"涪城二隐君子"。

郭玉的老师就是程高，他是涪翁的再传弟子。跟着程高，他掌握了诊断、处方用药、三阴三阳脉候以及探究阴阳变化的方法，医术不在程高之下，深得百姓喜欢。郭玉没有像老师一样隐居，而是入世行医，汉和帝时当上了太医丞。

汉代的太医丞是主管医药行政的高级长官，辅助太医令工作。朝廷上下都夸郭玉治病神效，汉和帝听了，不太相信，于是想要测试一下郭玉。

怎么能不露声色地测试呢？和帝看到宫中有一个太监手指修长，手腕柔美，比女人的手还漂亮，他心生一计。

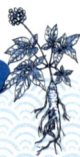

一天，他找来这个太监，又找来一个宫女，两个人伸出手来，真是分辨不出哪只手是男人的，哪只手是女人的。和帝让两个人躲到幔帐里边，吩咐道："来人，快请郭大人上

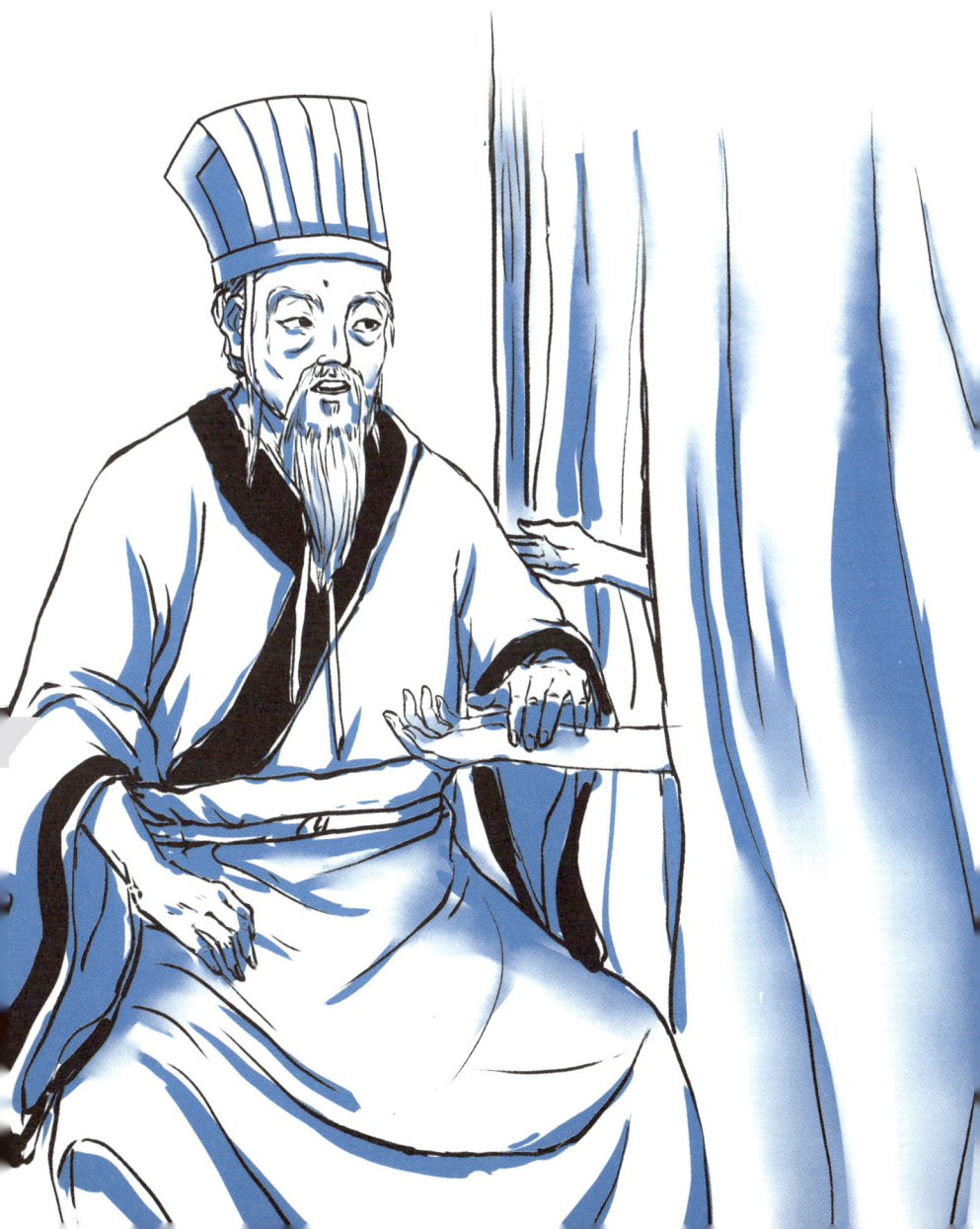

殿！"郭玉听到皇上吩咐自己上殿，哪里敢怠慢，飞奔而来。和帝说："郭爱卿，有位宫女身体不舒服，请郭大人给这名宫女号号脉，看她得什么病了。"郭玉看到幔帐中伸出来两只纤纤玉手。"臣遵旨。"郭玉走到幔帐前，坐下来。幔帐里，太监和宫女并排而坐，太监伸出了左手，宫女伸出了右手，好像一个人的两只手。郭玉一会儿切左手，一会儿切右手，神情越来越凝重。诊完脉，他站起身来，跟正在喝茶的和帝说："启禀皇上，这两只手的脉象差别很大啊。左手脉象阳刚，是男人的脉象；右手脉象阴柔，是女人的脉象。臣怀疑这是性别不同的两个人啊！"和帝听了郭玉的回答，端起茶碗的手悬在空中，吃惊地说："郭爱卿，你真是神人啊！"

学一学

男女脉象差异

　　男子先天之本在肾，属阳，多为弦中带涩；女子后天之本在脾，属阴，偏细数。这是脉象的生理性差异。

　　此外，妇女还由于经、带、胎、产等特殊的生理活动，在不同时期，脉象上也会有不同的表现。比如：妇女脉象表现为左手关、尺脉突然比右手的更洪大、更明显一些，这很可能是快来月经了；已婚妇女平时

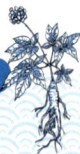

月经正常，突然停经，脉象表现出明显的滑脉，略快，医生手下的感觉就像小珠子不停地滚过，提示这位妇女很可能怀孕了。

说一说

1. 说说郭玉的师承关系。
2. 为什么说郭玉的师祖是一个神秘的人物？

练一练

　　找一男一女两名同学，试着给他们切脉，看看有什么不同。

郭玉治病的秘密

　　郭玉任太医丞已经有一段时间了，他对待病人和善，不管是什么身份的人，哪怕是仆人，都一视同仁，不摆架子，疗效非常好，百姓很认可他。但是，有些达官贵人却对郭玉意见很大。他们向汉和帝反映，郭玉给他们治病不尽心尽力，有些病治了很长时间了，就是不见效。和帝陷入了沉思，他想："郭玉的医术我已经测试过了，那可不是一般人能及的，怎么给百姓治疗效果就好，给这些贵人诊病反而不好呢？按理说他对这些贵人应该更恭敬、更上心啊。这一定不是医术的问题，应该还有别的事儿。"和帝想了个办法，他对这些贵人说："既然郭大人为百姓治病效果不错，那你们就找个旧房子住，看病的时候穿上普通百姓的旧衣服，也不要说你们的身份，看看效果怎么样。"贵人们不太明白为什么和帝要这样安排，但为了治好病，就按照和帝说的去做了。果然，这回郭玉给他们只扎一针就痊愈了。"这是怎么回事呢？"贵人们百思不解，又去找和帝，和帝说："你们听听郭大人解释的吧。""来人，请郭大人上殿。"郭玉到了，和帝面露不快，他大声地问郭玉："郭爱卿，你今天得说明白，为什么同一个人，只因为衣服穿得不一样，住的地方换了，治疗效果就有那么大的不同呢？你是治病呢还是看人呢？"

郭玉看到和帝生气了，赶忙跪下说："皇帝息怒，容臣细禀。医生的职责是治愈疾病，一视同仁的。但是在诊病的时候，还是很复杂的。人体很微妙，每个人都有个性化的差异，医生通过望、闻、问、切等方法，根据病人的体征进行综合思考，同时还要考虑病人所处的环境因素和心理因素，诊察病人气机变化的情况，运用不同的针刺技术。

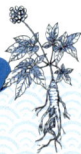

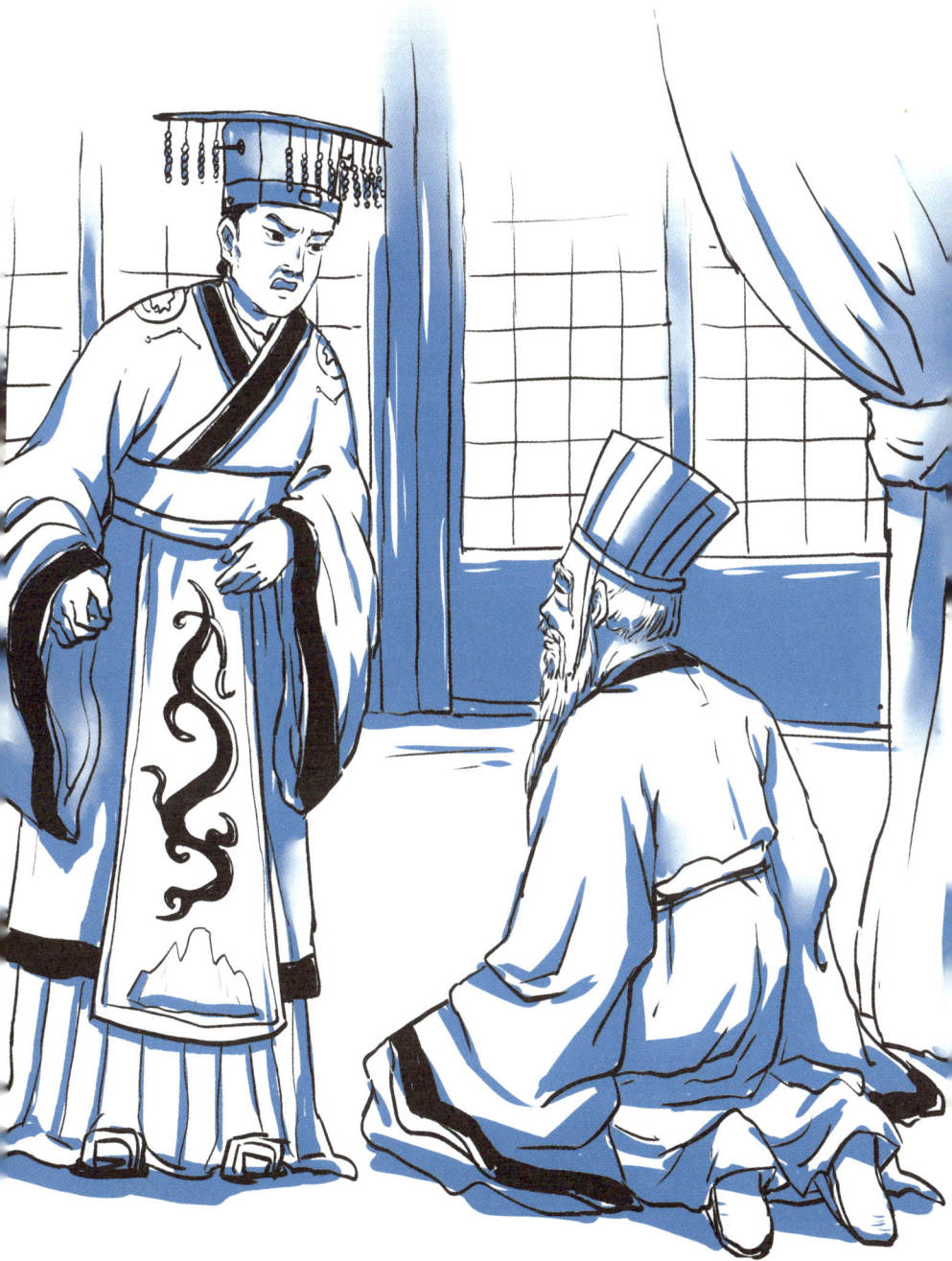

进针的时候，医生一定要精神集中，稍不留意，取穴就不准确，就会影响效果。""难道这些贵人影响你集中精神了？"和帝不解地问。他看到郭玉还跪着，就说："郭爱卿平身吧。"郭玉站起身，接着说："贵人天生就有优越感，他们认为自己地位尊贵，诊病的时候，始终都是一副高高在上的神情，我自然心里就有一种惴惴不安的恐惧，生怕哪句话说得不对得罪了贵人。"和帝脸色缓和了许多，点点头，他有些理解了。郭玉继续说："给贵人看病有'四难'啊！"和帝听到有"四难"，立即有了兴趣，"赶快说说有哪四难。""这些贵人身份尊贵，地位高，自以为是，趾高气扬，我出的治疗方案，他们总是怀疑，不信任。这样的病人，怎么能治好病呢？这是第一难啊。"郭玉说得很快，有些激动。"贵人们生活富足，想吃什么就有什么，有些疾病就是吃出来的。一旦患病了，不和医生配合，不遵守禁忌。三分治七分养，不养护怎么能治好病呢？这是第二难。"和帝频频点头，满脸都是理解。"这第三难是什么呢？""贵人们长期养尊处优，身体弱，正气不足。要知道是药三分毒，他们有时虚弱得竟然不能耐受药力，用点药就出现不适的反应。有病不能服药，怎么可能治好病呢？这是第三难啊！""爱卿说得有道理啊！"和帝开始配合了。"最后一难和第三难有联系。人体要想健康，就要经常运动，吃下去的食物才能及时地消化吸收。但是贵人们好逸恶劳，吃完不是坐着就是躺着，长此以往，身体的机能退化，会越来

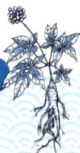

越虚弱，这是第四难。本来给贵人治病就有这么多难处，再加上我的恐惧心理，而进针又要求凝神静心，掌握时间和分寸，浅一分不行，深一分也不行，月圆时不能用补法，月缺时不能用泻法，我心理压力那么大，怎么可能治好病呢？请圣上明察。"郭玉又跪下去了。和帝被郭玉的回答打动了，他扶起郭玉说："郭爱卿所言极是，朕理解了。"自此以后，再也没有贵人说三道四了。

郭玉给那些当官的贵人治病，贵人住陋室，穿破衣，去掉骄浮之气后，才给他们治，说明医生诊病需要平和的精神状态，任何对医生的傲慢歧视，最后伤的都是病人自己。

学一学

病有十不治

清代马齐《养生秘旨》中记载"病有十不治"：

一、操欲惝淫，不自珍重。

"惝淫"是放纵而无限度的意思。过分地放纵自己的欲望，不爱惜自己的身体，这种人不易治。

二、窘苦拘囚，无潇洒之趣。

"窘苦"意为困苦；"拘囚"指拘禁，囚禁，关押。长时间心情郁闷难解，就好像被关押一样，没有兴趣爱好，这种人患病不易治。

三、怨天尤人，广生烦恼。

四、今日预愁明日，一年常计百年。

五、室人噪聒（guō），耳目尽成荆棘。

"室人"即屋里人，指妻子。"噪聒"指嘈杂刺耳。如果女人一天到晚唠叨不停，丈夫包括其他家人回到家，耳目都无处安放，总没有清静之所，女人自己容易患病，家人也不会健康。

六、听信师巫祷赛，广行杀戮。

"祷赛"指祈神谢神。过去的巫师在作法时，经常要杀鸡或猴，取用动物之血。如果病人通过杀生的方法来延续自己的生命，那就更加偏离生命的本意了。

七、寝兴不适，饮食无度。

"寝兴"指睡觉和起床。泛指起居。

八、讳疾忌医，使虚实寒热妄投。

九、多服汤药而涤肠胃，元气渐耗。

十、以死为苦，与六亲眷属常生难割舍之想。

很多人惧怕死亡，经常牵挂不断，放不下，活得不通透，自然生出来一些病。这样的人患病不易治。

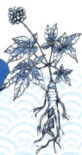

说一说

1. 汉和帝为了让贵人治好病想出了什么办法?

2. 郭玉为什么治不好贵人的病?

练一练

向爸爸妈妈讲讲"病有十不治"的内容。

张仲景的故事

仲景拜师学医

张仲景生于公元150年，名机，字仲景，东汉南阳郡涅阳（现在为河南省邓州市穰东镇）人。他出生在没落的官僚家庭，他的父亲张宗汉是个读书人，在朝廷做官。由于家庭的特殊条件，使他从小有机会接触到许多书籍。他从史书上看到扁鹊给虢太子治病、望诊齐桓侯的故事，对扁鹊高超的医术非常钦佩，从此对医学产生了浓厚的兴趣。

东汉末年，战乱频繁，人们生存环境恶劣。很多读书人，学习的目的就是为了有个好前程，张宗汉对官场上的尔虞我诈很是厌倦，看到张仲景喜欢医学，就把他送到当地名医张伯祖的医馆里，拜师学习。张伯祖擅长脉诊，对古医书倒背如流，治病如有神助。

张伯祖收徒弟要考试，他问张仲景："你为什么要学医啊？"张仲景大声地说："因为学医有三个好处。"张伯祖一

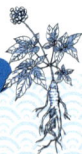

看这个孩子学医是为了得好处，就板着脸说："你说说吧。"张仲景并不害怕，朗声说："第一个好处是如果我爹娘有病了，我的家人有病了，我能给他们治疗，不至于被庸医误治。"张伯祖笑了："好啊！学医是为了尽孝。""第二个好处是可以为百姓治病，解除他们的痛苦。""好啊！学医是为了他人。""第三个好处是为自己。"张仲景有些不好意思了，声音小了许多，"可以保养自己的身体，少生病，也能延长寿命。"张伯祖哈哈大笑起来："好孩子！这三个好处要记住了。"

经过一段时间的学习，张伯祖发现张仲景性格沉稳，聪明好学，让他抄古籍，他就逐字逐句、工工整整地抄写，不偷懒，不耍滑，并且过目不忘。这种沉

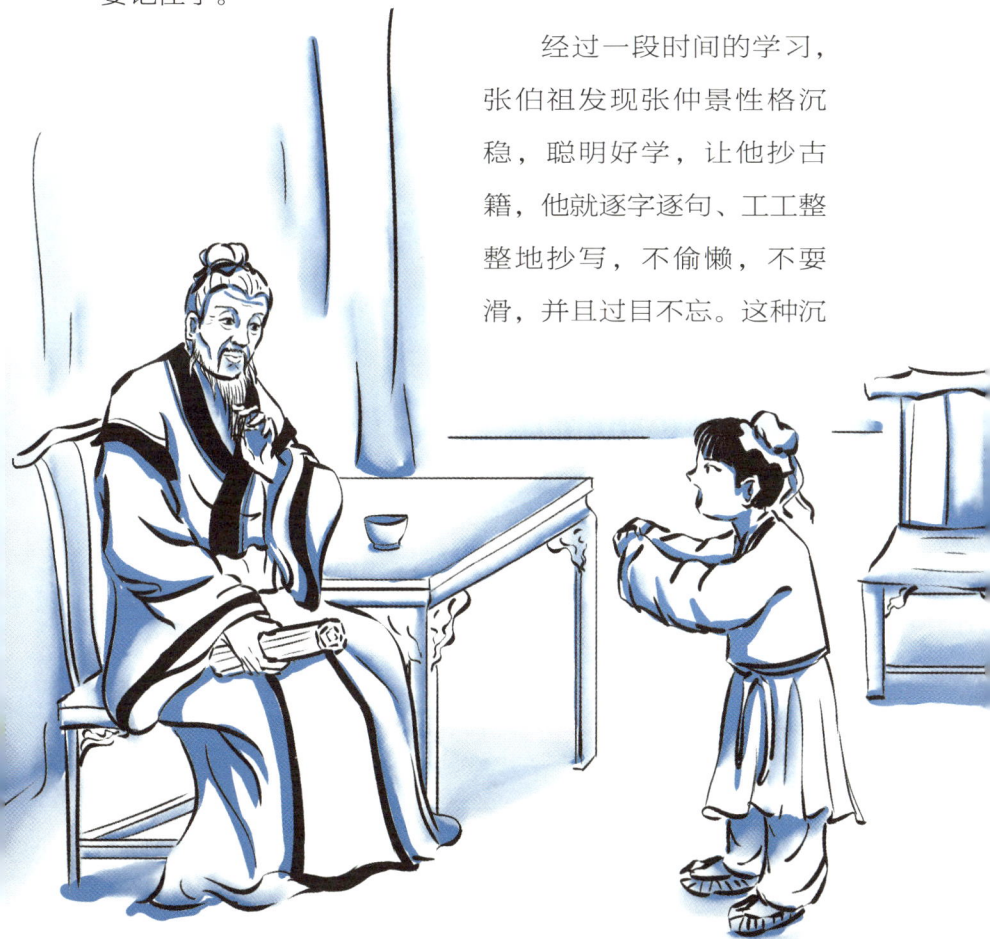

下心来、不受外界干扰的学习态度，张伯祖很是喜欢。这种精神，正是学医的基本素质啊！

张仲景学习非常用心，跟老师出诊时，不但认真记录，还一定要亲自动手去诊察，一丝不苟；帮助病人，不怕受苦受累，处处为病人着想。张伯祖看到这些，从心里认可张仲景的为人，于是，他将自己平生积累的诊病经验、方法技巧、秘方验方等毫无保留地传给了张仲景。他对张仲景说："我把这些传给你，不是为了我张伯祖，而是为天下的苍生百姓。"张仲景不负老师的期望，诊治水平不断提高。

张仲景有一个"铁粉"，少时的好朋友何颙。何颙讲义气，年纪轻轻就到京城洛阳游学，和袁绍是好朋友，他对张仲景的为人非常了解。一天，张仲景去洛阳，顺便看望何颙，何颙对张仲景说："你思维缜密，肯吃苦，善用心，又低调，将来一定会成为名医的。"张仲景谦虚地说："兄台过奖了，我只是想学好医术，不辜负老师的期望，尽可能地为百姓解除病痛。"何颙不只是当面跟张仲景说，有朋友让他推荐医生的时候，他一定要举荐张仲景，他说："伯祖是仲景的老师，但是在医学理论的把握、诊治疾病的效验方面，仲景已经超越了他的老师，他治疗疾病的神机妙算，即使是鬼神也不能了解，是一代神医啊！"

何颙对张仲景的预言及评价，表明了何颙对张仲景人品和医品的认可和欣赏，也显示了张仲景的医术已经到了

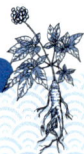

出神入化的境界。张仲景后来撰写的《伤寒杂病论》，成为中医学的传世巨著。明代时他被尊为"医圣"，有"医门之仲景，儒门之孔子"之说。

学一学

伤　寒

　　广义的伤寒是指一切外感病的总称。外来的邪气，如风、寒、暑、湿、燥、火，乃至包括疫疠之气等，伤人以后所发生的疾病，统称外感病。外感病有一个共同的特点，就是有发热，一切由于外来邪气所导致的以发热为主要特征的证候在古代都叫作伤寒。

　　狭义的概念是人体感受风寒邪气。为什么加个风呢？因为风为百病之长，如果只有寒邪没有风邪带领的话，寒邪不能单独伤人。因为风邪是善行而数变的，只有风邪带领寒邪才能够伤人，所以要将风、寒邪气并称。

说一说

1. 张仲景为什么学医？
2. 为什么说"医门之仲景，儒门之孔子"？

你有拜师学艺吗？如果拜师该怎么做？

仲景望色预测疾病

东汉末年，军阀争霸，割据一方。公元192年，刘表任荆州牧，掌一州之军政大权。东汉的"州"相当于省，"州"下置"郡"，相当于"市"。当时的荆州，所辖地盘很大，共辖九郡，地跨我们现在的六个省，相当于现今湖北省、湖南省大部，以及河南省、贵州省、广东省、广西壮族自治区的一小部分。张仲景所在的南阳郡正属荆州。刘表与东汉著名诗人、建安七子之一的王粲（字仲宣）都是兖州山阳郡高平县（今山东邹城）人，两人是同乡，王粲于是投奔刘表，来到了荆州，成为刘表的部属。

这一天，张仲景前往荆州诊病，机缘巧合，恰巧遇到来拜访主人的王粲。当年的王粲，二十多岁，正值年轻有为之时，张仲景比王粲年长二十七岁。两人一见如故，交谈甚欢。临别时，张仲景看着王粲说："有些话我得跟您

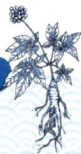

说，恕我直言，看您的面色是病色啊！您的病四十岁时会发作，发病的时候胡须眉毛会脱落，脱落半年后有性命之忧啊！不过，您不用害怕，我给您开个五石汤的方子，您服药后就能痊愈。"王粲听了张仲景的话，不禁哈哈大笑起来："张大夫真是医生啊，见谁诊谁啊！我这么年轻，身体没有任何不舒服的感觉，哪有病啊！"张仲景认真地说："我没开玩笑，您要相信我，一定要吃药，否则您会后悔的。"王

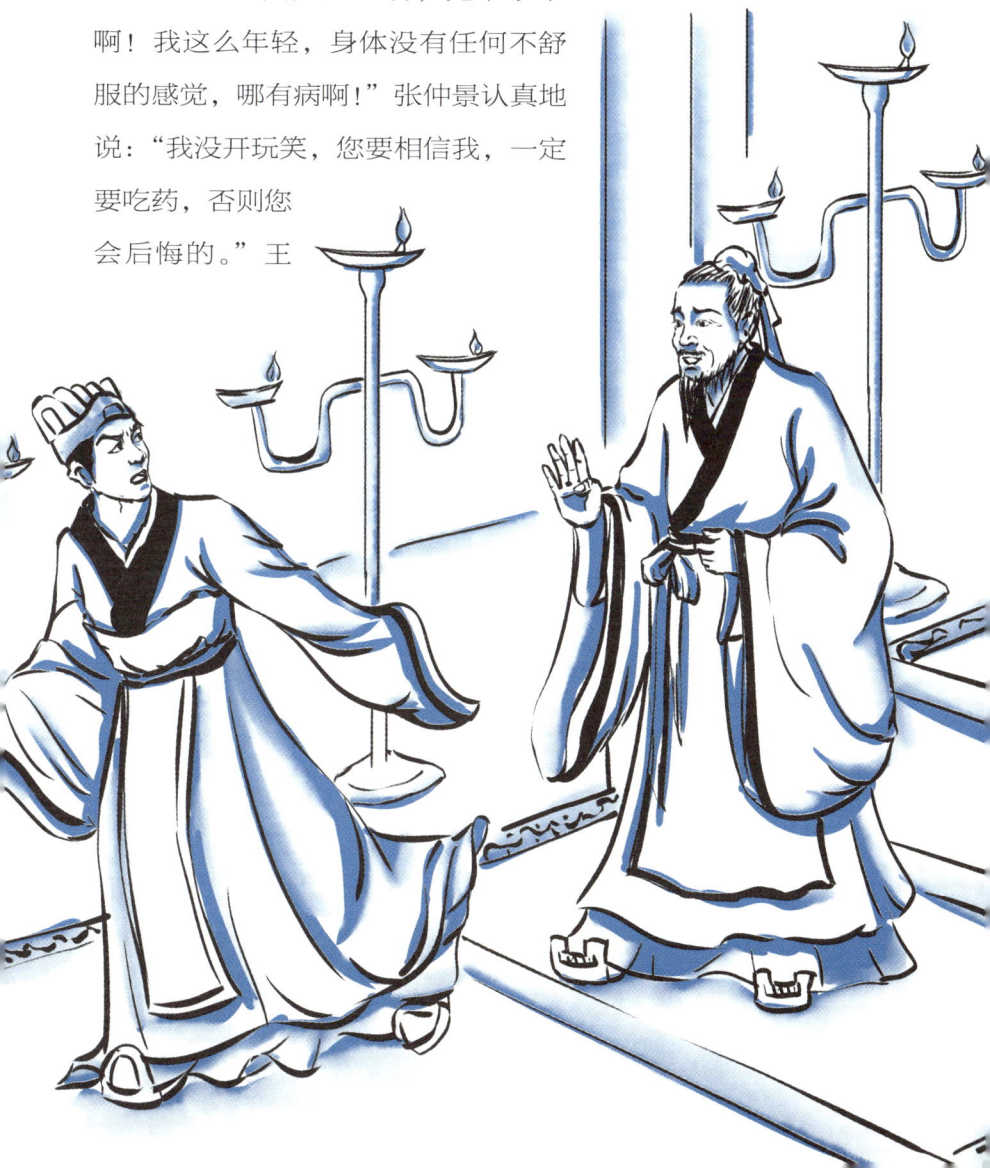

粲看到张仲景这么认真，只好敷衍说："好吧，我一定吃药。"

过了三天，张仲景怕王粲不服药，就去拜访王粲。一见面，张仲景就问他："五石汤服没服？"王粲没想到张仲景这么执着，就假装说："我哪敢不听张神医的话，已经服了。"张仲景仔细地观察王粲，长叹一声说："看您的气色没有一点变化，不像服药了，您怎么这么不在意自己的身体呢？"张仲景追到家里来让自己服药，又数落自己，王粲心生厌烦，暗想："真是晦气！本来没什么病，非得说我有病，还让我吃药，这哪里是神医，分明是江湖游医。"两人不欢而散。

张仲景回到了南阳，后又做了长沙太守，再也没有见到王粲。刘表去世后，王粲归附了曹操，受到曹操的重用，官至侍中，陪在曹操左右。时间真快，一晃二十年过去了，王粲真的发病了。他发现自己的胡须眉毛开始脱落，越掉越多，最后眉毛全部掉光了。他想起了张仲景对自己的忠告，可是又一想，也许是自己日夜忙碌，劳累过度所致，休息一段时间就会好。可是，自此以后，王粲的身体越来越差，他有些后悔了。然而，时光不能倒流，又过了187天，王粲随曹操南征孙权，在返回邺城途中病逝，时年41岁。

王粲如果相信张仲景的话，服用了五石汤，也就不知道仲景预测得准确了。王粲用自己的生命验证了张仲景的

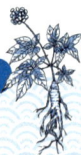

神机妙算，这个代价太大了！一代才子，英年早逝，他遇到了神医，却没有把握住机会，可悲可叹啊！

学一学

望　色

望色，又称色诊，是医生通过观察病人全身皮肤色泽变化来诊察病情的方法。望色的内容包括望颜色和光泽两个方面，临床一般以望面部色泽变化为主。

1. 面部色诊的原理

望面部色泽之所以能够判断疾病，其原理是因为面部血脉分布丰富，"十二经脉，三百六十五络，其血气皆上于面而走空窍"（《灵枢·邪气脏腑病形》）。其次，面部皮肤薄嫩，体内气血盛衰变化，最易通过面部色泽变化显露出来。此外，病人面部易于医生观察。

2. 面色可分为常色和病色两大类

（1）常色：即健康人面部的色泽。中国人属黄种人，正常面色是红黄隐隐、明润含蓄。这是人体精充神旺、气血津液充足、脏腑功能正常的表现。常色表现为有胃气和有神气两大特点：有胃气的表现是隐约微黄、含蓄不露，有神气的表现为光明润泽、容光焕发。

常色有主色和客色之分。

主色：是指人生来就有的基本面色、肤色，一生基本不变，故称为主色。主色因人的禀赋、体质、地域、工作、居养等不同而有差异，但无太过与不及，都是健康常色的表现。

客色：是指受各种非疾病因素影响，面部发生的色泽变化。常见因素有气候、昼夜、情绪、饮食等。如受四季气候不同的影响，面色可发生相应的变化，春季面色稍青，夏季面色稍赤，长夏面色稍黄，秋季面色稍白，冬季面色稍黑。

（2）病色：即人体在疾病状态下面部出现的异常色泽。病色以晦暗枯槁或鲜明暴露为特点。凡五色尚有光泽者，称为"善色"，是虽病而脏腑精气未衰，胃气尚荣于面的表现，多预后良好。凡五色晦暗枯槁者，称为"恶色"，表明脏腑精气衰败，不能上荣于面，多预后较差。

病色主要有青、赤、黄、白、黑五种表现，它们分别提示不同脏腑和不同性质的疾病。

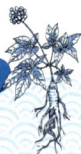

说一说

1. 张仲景通过四诊中的哪一诊预测王粲病情?

2. 张仲景预测王粲病情会如何发展?

练一练

> 根据上文所讲的内容,观察爸爸妈妈的面色。

"坐堂医"的由来

中年时期的张仲景医术高超,乐善好施,汉灵帝(168—189)在位时被推举为孝廉,建安年间(196—220)做了长沙郡太守,相当于今天的市长,所以后人就称他"张长沙"。

做了长沙太守,公务繁忙,每天有很多事情等着张仲景处理,即使这样,他心里也惦记着百姓。他想:"我不管做了什么官,给老百姓看病是不能丢的。"当时等级观念森严,官不得入民宅,经过深思熟虑,他张贴了一个布告,告知老百姓:每个月初一、十五两天,停止一切公务,在大堂上设案治病。百姓们看到这张布告立即议论开了：

"看！我们初一、十五可以去找张大人看病啦！"

"到衙门不打官司去看病？"百姓又惊奇又开心还有点不敢相信。一时间，"到衙门找太守看病"，成了街头巷尾的奇谈。

只见衙门大堂里浩浩荡荡一条长龙，从室内排到了室外，还有扛着行李从外地赶过来的。

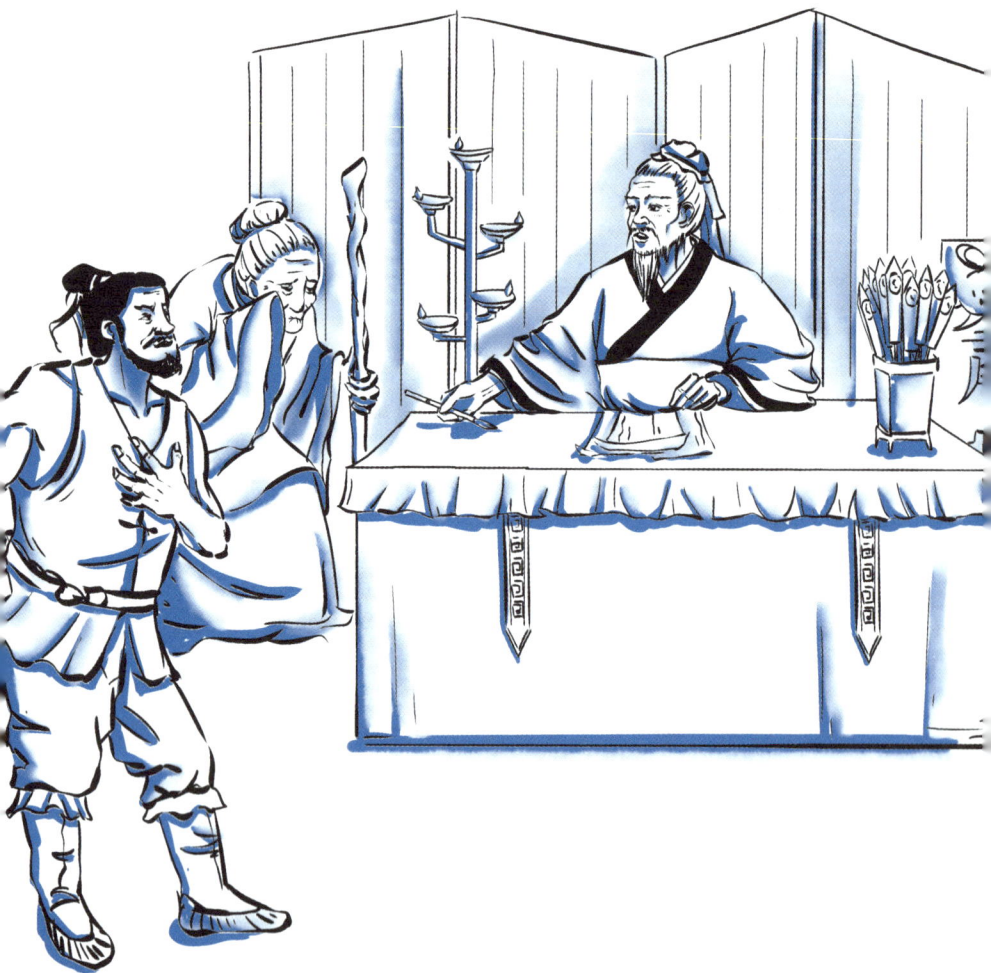

张仲景脱下官服，坐在衙门大堂之上，为百姓免费看病。他笃定地为每个前来问诊的人细细把脉，挨个为前来看病的百姓诊治。

他不论贵贱，为每位患者看病都会运用望、闻、问、切综合分析，从不敷衍。对于相同病症，他注重辨证治疗，对症下药。

严肃的衙门被改成了医馆，自然会招来各种非议，在官场也势必会招来排挤。家人劝阻他别再干这种荒唐事了，可在张仲景看来，什么荣华富贵、官运仕途都是浮云。能够救助百姓，让他们重现欢颜，这才是他最开心的事。

为了纪念张仲景坐堂行医诊病的美德，现在的医院、药房多冠以"堂"，在药店设座行医者，仍然称为"坐堂医"。

学一学

饮食自倍，肠胃乃伤

饮食可养正气，亦能伤正气，"饮食自倍，肠胃乃伤"，即使有益的食物，多食亦为害。

五味的偏嗜会使某脏之气偏胜，这样就破坏了人体脏腑的和谐统一，从而导致疾病。如味过于甘，反而滋腻碍胃，影响消化吸收；味过于咸，会渗透伤肾，影响肾的功能。《素问·生气通天论》说："阴之所生，本在五味；阴之五宫，伤在五味。"意思是说，阴精的产生，是来源于饮食五味，但是产生和收藏阴精的五脏，却可因饮食五味的太过而受到伤害。

说一说

1. 为什么称张仲景为"张长沙"？
2. 说说张仲景坐堂出诊的地点、时间。

练一练

你喜欢吃什么食物，该怎么吃呢？

济苍生著《伤寒杂病论》

仲景生活的东汉末年，天灾不断。在张仲景存世的几十年之中，史书上有记载的大的自然灾害就有22起之多，

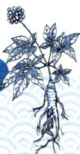

如旱灾、水灾、海水倒灌、河堤决口、地震、台风、蝗虫、泥石流等。自然灾害造成了生产力被破坏，生产水平下降，人们的生活水平下降，抵抗力降低，造成了传染病的大面积流行，应验了"大灾之后，必有大疫"。

东汉末年，三国纷争，战争连年不断，百姓居无定所，颠沛流离，"大兵之后，必有大疫"。正是战争和自然灾害的连绵不断，导致了传染病的大流行。据《东汉会要》记载，当时"中原大地，白骨委积，人相食啖"，也就是说尸横遍野，惨不忍睹，出现了人吃人的现象，所以当时的百姓"不死于兵，即死于病"。

伤寒是具有强烈传染性的外感病，高烧不退，最高的温度可能会达到40摄氏度，全身

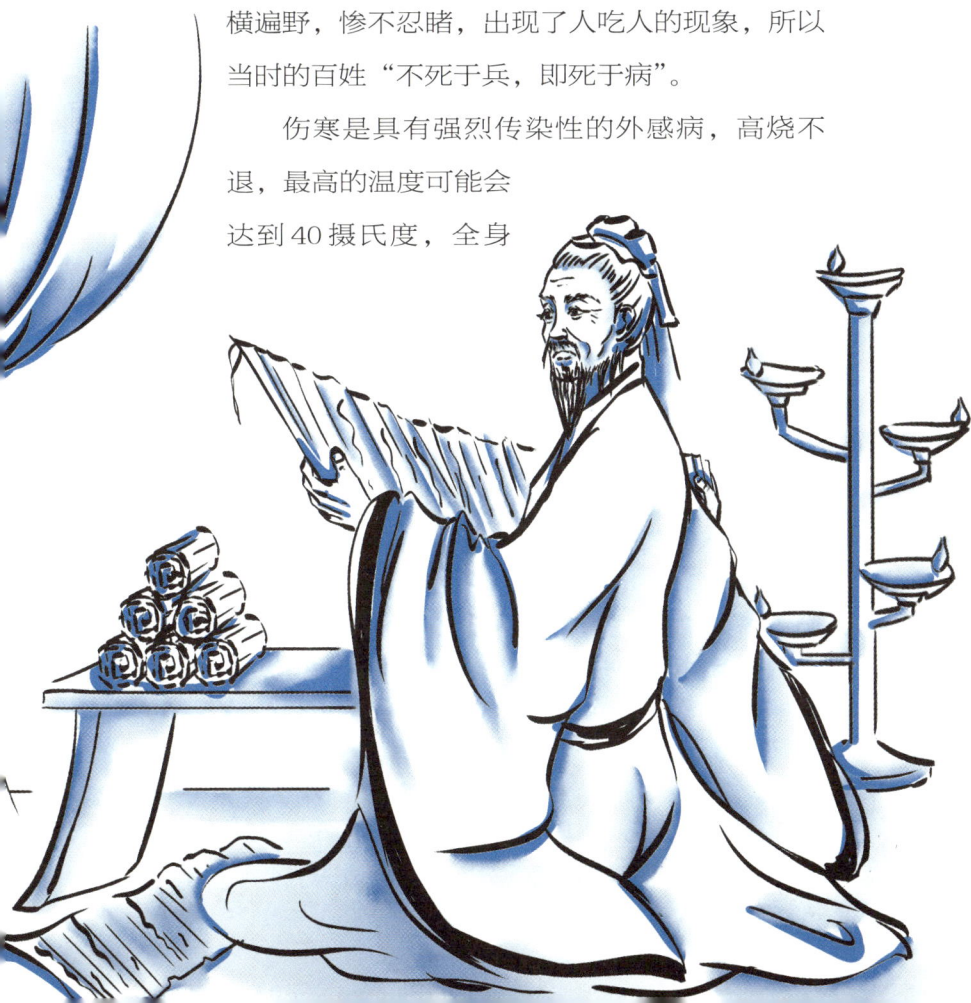

酸痛，身体乏力，头部疼痛。一个人得了，就会传给一家人、一村人，所以常常会看到整个家庭、整个村子的人都死光了。

张仲景的家族本来有二百多人，但是从建安元年，也就是公元196年开始，不到十年的时间里，家里有三分之二的人相继染病去世，其中有十分之七的人死于伤寒病。此时的张仲景已经五十六岁了，作为一名医生，看到自己的亲人被疾病吞噬，却没有更多的办法来挽救他们的生命，他痛心不已。仰望星空，他暗自流泪，痛恨自己无能啊。他发誓：不管付出什么代价，一定要找到治疗伤寒的方法。

汉代以前，医学著作分为两大门类：一类是"医经"，就是基础理论著作；一类是"经方"，就是经验用方。张仲景开始不分昼夜地阅读古代医籍，收集防治伤寒的经验和方法。他阅读了《素问》《九卷》《阴阳大论》《胎胪药录》等书籍，并进行深入的研究。此时的张仲景没有太多的时间属于自己，他做长沙太守，每天有众多事务要处理，还要抽空给病人看病，还要研究伤寒病，撰写书稿。就这样在与时间的赛跑中，张仲景积累了丰富的临床实践经验，摸索出了行之有效的方药，他把"医经"和"经方"结合起来，创立了理法方药相结合的辨证论治体系，也就是说由理论、治则治法、方子、药物组成，他把这部凝结着心血的书籍取名为《伤寒杂病论》。

《伤寒杂病论》是中国医学典籍的一座丰碑，奠定了中

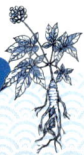

医临床基础，共十六卷，后分《伤寒论》《杂病论》（又称《金匮要略》）流传，是中医四大经典之一，是中国历史上第一部理论实践兼备的临床医学著作，融理法方药于一体，开辨证论治之先河，被称为"方书之祖"。

学一学

《伤寒杂病论》

张仲景根据自己多年辨证论治的经验写成《伤寒杂病论》，共十六卷。《伤寒杂病论》系统总结了汉朝以前的医学理论和临证经验，是我国第一部临床治疗学方面的巨著，记载了对疾病的各种治疗原则和治疗各种传染病和杂病的方法，奠定了中医治疗学的基础。该书把病症分成若干条目，每条先介绍临床表现，然后根据辨证分析，定为某种病症，最后根据病症提出治法与方药，为中医辨证论治建立了较为系统的理论体系，成为历代医家辨证论治的楷模。他所确立的"辨证论治"原则，是中国医学伟大宝库中的璀璨明珠，从而使中华民族的传统医学独具特色而自立于世界医学之林，并与《黄帝内经》一起，共同奠定了中医学的理论体系，使中医成为一门完整的科学。清代的《医宗金鉴》评价该书："古经皆有法无方，自此始有法有方……诚医门之圣书。"

在流传过程中，《伤寒杂病论》有所散失，唐宋以后，被分编为《伤寒论》和《金匮要略》。自隋唐以后，张仲景的著作和学说远播海外，在世界医学界享有盛誉。从晋朝到现在，中外学者整理、注释、研究、发挥《伤寒论》《金匮要略》而成书的已超过一千七百余家，留下了近千种专著、专论，这在世界史上亦属罕见。

说一说

1. 张仲景家族有多少人？在不到十年的时间里死了多少人？

2. 张仲景是怎样写出《伤寒杂病论》的？

练一练

读读《伤寒杂病论·序》。

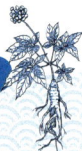

祛寒娇耳汤

张仲景任长沙太守时，有一年瘟疫流行，他看到病情蔓延，很多人因为疾病而死，于是，他针对疫情研制了方药，让手下人在衙门口垒起大锅，舍药救人，控制住了瘟疫，深得长沙百姓的爱戴。

张仲景从长沙告老还乡，正好赶上那年冬天，天寒地冻，北风呼啸，雪花纷飞，走到家乡白河岸边，见很多穷苦百姓面黄肌瘦，衣衫单薄，因为寒冷，耳朵都被冻烂了。他心里非常难受，决心救治他们。

张仲景回到家，南阳百姓听说他回来了，奔走相告："张大人回来了，这回我们可有救了！"求医的人络绎不绝，张仲景忙得不可开交，但他心里总挂记着那些冻烂耳朵的穷苦百姓。他研制了一个可以御寒的食疗方子，叫"祛寒娇耳汤"。他仿照在长沙的办法，叫弟子在南阳东关的一块空地上搭起医棚，架起大锅，向穷人舍药治病。开张的那天正是冬至，舍的药就是"祛寒娇耳汤"。

祛寒娇耳汤当初其实就是把羊肉、辣椒和一些祛寒的药物放在锅里煮，熟了以后捞出来切碎，用面皮包成耳朵的样子，再下锅，用原汤再将包好馅料的面皮煮熟。面皮包好后，样子像耳朵，又因为功效是为了防止耳朵冻烂，所以张仲景给它取名叫"娇耳"。张仲景让徒弟给每个穷人一碗汤，两个"娇耳"，人们吃了"娇耳"，喝了汤，浑身发暖，两耳生热，冻伤的耳朵很快就好了，再也没人耳朵被冻伤了。

当初张仲景在长沙任职的时候，每月初一、十五都为老百姓坐堂诊病，很受群众的爱戴。退休以后，长沙的百姓每年都派代表到家乡去看望他。

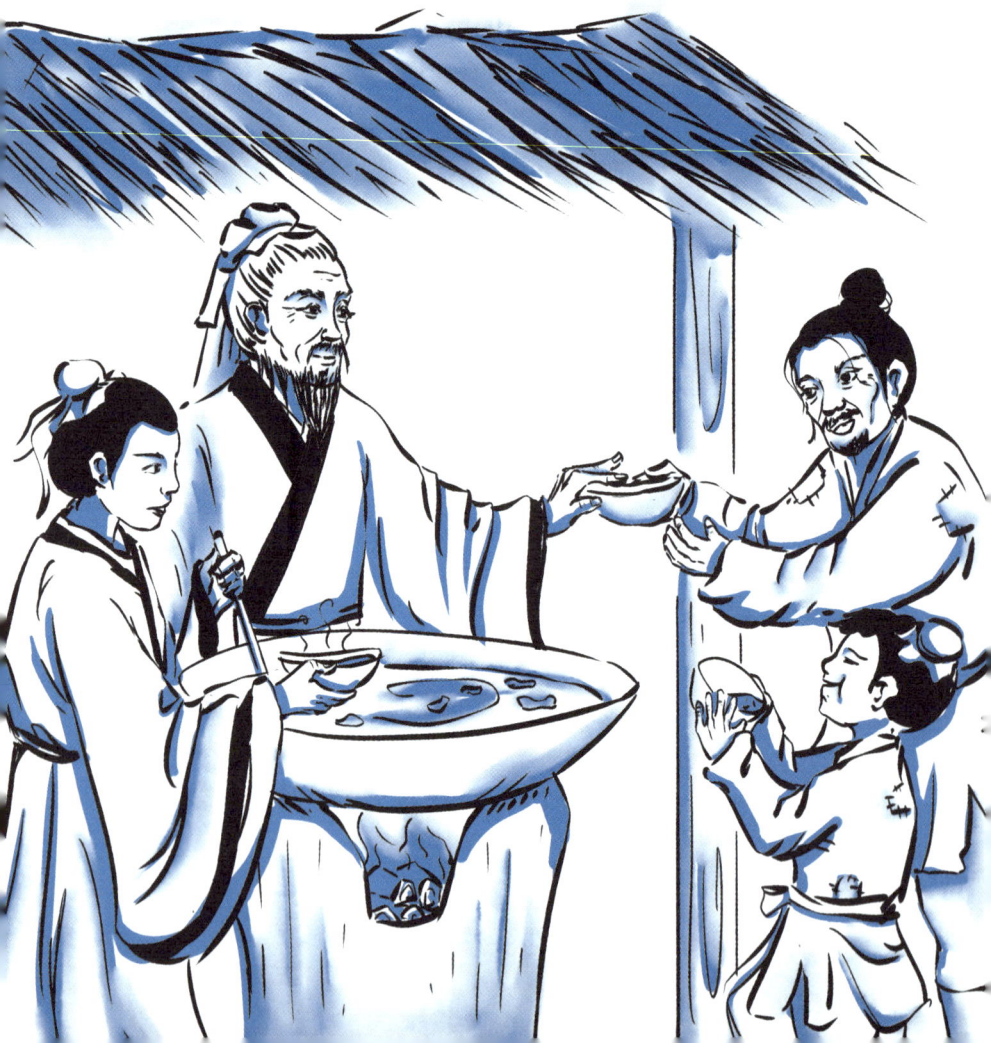

张仲景常年工作、看病、写书，透支了身体。公元219年，张仲景病倒了，他自己也知道，生命的灯油就要烧干了。长沙来看望他的人说，长沙有一个风水很好的地方，想让张仲景百年之后在那里安身，可南阳的人不干了，双方就争吵起来。张仲景说："吃过长沙水，不忘长沙父老情；生于南阳地，不忘家乡养育恩。我死以后，你们就抬着我的棺材从南阳往长沙走，灵绳在什么地方断了，就把我埋葬在那里好了。"

　　那年的冬天，张仲景驾鹤西去了，寿终的那天正好是冬至。当送葬的队伍走到当年张仲景为大家舍"祛寒娇耳汤"的地方的时候，棺绳忽然断了。大家按照张仲景的嘱托，就地打墓、下棺、填坟。两地的百姓你一挑、我一担，川流不息，把张仲景的坟垒得大大的，还在坟前为他修了一座庙，这就是现在的医圣祠。

　　张仲景是在冬至这天去世的，又是在冬至这天为百姓舍"祛寒娇耳汤"，为了纪念他，人们就仿娇耳的样子做冬至的食物，称这种食物为"饺耳""饺子"或"扁食"。张仲景去世距今已经一千八百多年了，"祛寒娇耳汤"现在很少有人吃了，但经过岁月的冲刷，在冬至这天吃饺子的习俗流传了下来，饺子成为人们最常见、最爱吃的食品之一。

　　张仲景用一生践行了"行医一时，鞠躬一生；不求闻达，但求利人"的高尚情怀，在时间的检验与冲洗下，"医圣"的名号越来越响亮。

当归生姜羊肉汤

方名：当归生姜羊肉汤，出自《金匮要略》。

方剂组成：当归90克，生姜150克，羊肉500克。

功效：补养精血，散寒止痛。

羊肉性温，功在填精补血，散寒补虚；当归性温，养血活血；生姜温中散寒，消水气，行血痹，解郁调中。

作为药膳，此方特别适合于体质虚寒的人日常食用。对于怕冷的贫血者、年老体虚的慢性支气管炎患者，以及由于慢性腹泻引起的营养不良者，均可作为辅助调理的药膳。在冬季，特别是北方地区，天气寒冷，人体多虚寒，因此，常吃点当归生姜羊肉汤有利于提高机体免疫力，避免感冒等疾病的发生。现代药学研究表明，当归生姜羊肉汤还有抗衰老的作用，年老体衰的人或气血虚弱者，常服可以强健体魄，延年益寿。

说一说

1. 张仲景为什么要创制"祛寒娇耳汤"？

2. "祛寒娇耳汤"在哪天发给百姓食用的？

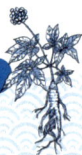

学学包饺子。

仲景巧治老猿猴

一天，张仲景到南阳的桐柏山去采药，桐柏山上药物种类丰富，张仲景采到了灵芝，非常兴奋。他抬头看远处时，突然发现一棵千年古树旁，站着一位老人，满脸皱纹，表情痛苦，双眉紧皱。张仲景想："这深山之中，怎么有这样的老人呢，莫非也是采药人？"

他快步走上前去，跟老人家打招呼，问道："老人家，您不舒服吗？"老人点点头，恳求说："您是大夫吧，能不能给我看看病呢？"张仲景于是在老人旁边坐下，为老人诊脉。手一搭脉，他就感到不同寻常，惊奇地说："您这脉象不对啊，怎么是兽脉呢？"老人立刻竖起大拇指说："您真是神医啊！我确实不是人。我住在峁山洞穴中，是老猿猴，我怕吓到您，于是变成了人的模样。"张仲景赶忙起身说："多谢老人家，您的病不要紧，能治好。"说完，便在腰包里取出两颗丸药，递给老猿，老猿千恩万谢走了。

第二天，老猿又变成老人来了，肩上扛着一根巨大的木头，他高兴地对张仲景说："大夫，昨天吃了您给的药，病很快就好了。我没什么东西给您，这根木料是一万年以上的古桐树，人间难得，以此回报您的治病之恩。"

张仲景回到南阳，便请斫琴师把古桐制成两张古琴，一张叫作古猿，一张叫作万年，以此纪念与老猿的相遇。

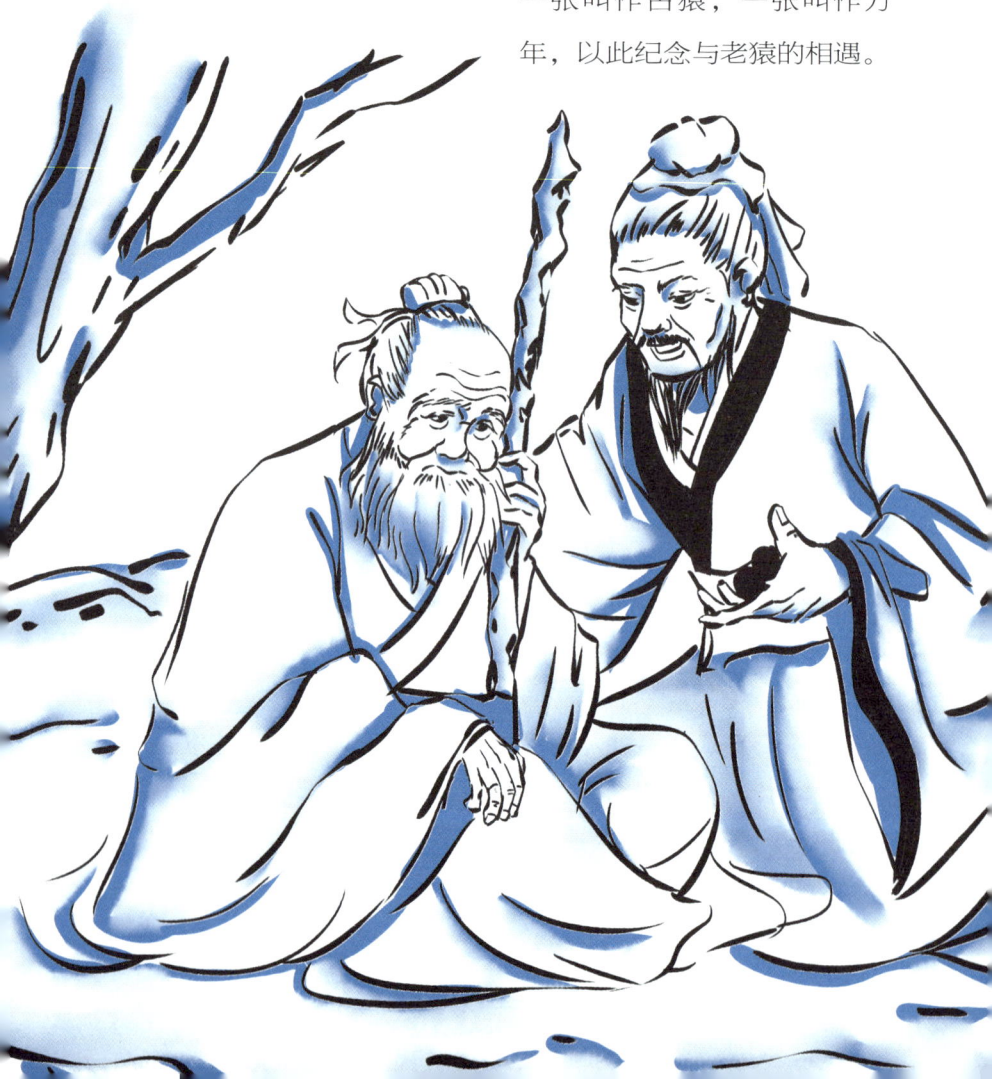

这个故事虽然有些接近神怪故事，但从故事中可以看到百姓对张仲景的喜爱。他医术精湛，能区别人脉和兽脉，给人服用的药物，对兽同样好用，仁心仁术，平等对待，连老猿都信赖他，喜欢他，百姓能不喜欢他吗？

学一学

脉象

脉象是脉动应指的形象。脉象的形成与心脏的搏动、脉道的通利和气血的盈亏直接相关。人体的血脉贯通全身，内连脏腑，外达肌表，运行气血，周流不休，故脉象能反映全身脏腑和精气神的整体状况。心脏搏动是形成脉象的动力，气血运行是形成脉象的基础，脏腑协同是脉象正常的前提。

说一说

1. 张仲景通过什么诊断老人是动物而不是人？
2. 老猿猴用什么答谢张仲景？

练一练

　　摸摸自己的脉，再摸摸小动物的脉，看看有什么不同。

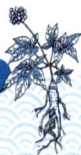

华佗的故事

弃儒学医

华佗，又名旉，字元化，是东汉末年豫州沛国谯县人，与董奉、张仲景并称为"建安三神医"。沛国是汉代分封的王国，在今安徽、江苏、河南三省的交界处，谯县就是如今安徽亳州市。谯县有一个小华庄，华佗就出生在这里。

东汉末年天下大乱，战乱频发，民不聊生。华佗的家境还算殷实，被父母送到私塾，学习《诗经》《周易》《尚书》等儒家经典，从小打下了坚实的国学基础。从孔子开始就有"学而优则仕"的说法，学习最终的目的是做官，光耀门庭，但那个时代官场黑暗，买官、卖官流行，华佗父亲早逝，他和母亲相依为命，哪有能力买官呢。华佗开始偷偷地学医，母亲知道他学医，没有阻止他，但华佗没有老师，只能通过自学获得零散的医学知识。母亲操劳成疾，华佗尽管努力地医治，仍然没能把母亲救活。他伤心欲绝，自己弃儒学医，多亏母亲的支持和关心，可是自己却救不了她的命，他下定决心要拜师学医。据记载，华佗后来拜治化长老为师，学习医术。经过几年的苦读，他逐渐掌握了医学理论，通过了治化长老的考试，开始行医。

　　华佗的医术和德行得到了百姓的认可，也得到了统治

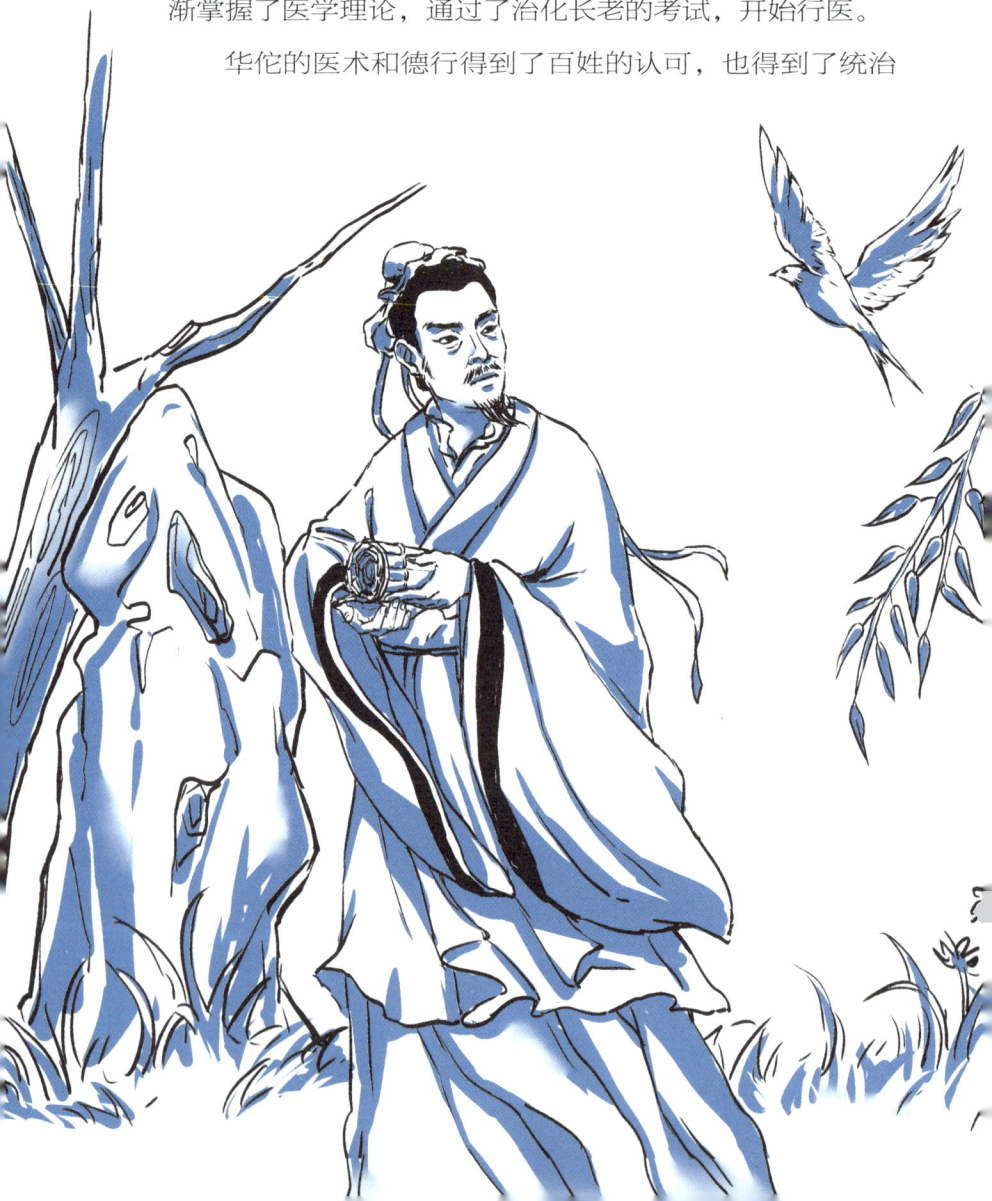

阶层当权者的认可，沛国的相国陈珪推举他做孝廉，最高的军事长官黄琬太尉也征召他做官，华佗都一一回绝。孝廉是汉代选拔官吏的科目，由地方官员推荐本地孝敬父母、才能出众、品德高尚的人，包括读书出色、个人品行廉洁，或者是出名的孝子，都是举荐做官的条件。于是，那些醉心于官场的利禄之徒，就千方百计地猎取名誉，把自己打扮成德才兼备的样子，以便进入仕途。当时民间流传着这样一段话："举秀才，不知书；举孝廉，父别居；寒素清白浊如泥，高第良将怯如鸡。"意思是说不识经史的人却被举荐为秀才；家庭不和，父子分家另过，却被举荐为孝廉；号称清贫的人却如污泥一样浑浊；号称有着高等才智的将领，胆怯得如觅食的雏鸡。这段话充分说明了当时污浊的政治环境。

东汉推举孝廉一般要年满四十岁以上，当然对那些官宦人家的子弟会例外，如曹操二十岁时就被推举为孝廉，但对于华佗来说就绝对不会破例的，只有他年满四十，又成为德高望重的医者，才具备了举孝廉的条件。但华佗看到朝廷黑暗，官场腐败，世态炎凉，孝廉名声败坏，认识到唯有医学才能解救百姓于水火之中。所以，当相国、太尉先后征召他做官时，他果断地拒绝了。

在长期的医疗实践中，华佗练就了一身的本领：他抓药不用称量，用手抓一把，就知道分量。也有人质疑，用手抓能准吗？但经过称量后，分毫不差，说明华佗平时下了很多功夫。针刺的时候，他选取的穴位很少，事先他会告诉病人，针刺有酸麻胀痛的感觉，这种感觉会沿着经络延引到某处，当病人告诉他感觉到了的时候，他就立即拔针，病痛就消失得无影无踪；用灸法的时候，他选取的穴位也非常少，每个穴位灸的艾炷有七八壮，疾病也都会立即痊愈。

华佗作为一名医术高超的民间医生，面对的病人是贫苦的百姓，他们没钱医治，华佗就想尽办法，尽可能地为他们省钱。能到山上采到的药，绝不让病人花钱买，遇到实在没有钱的病人，华佗分文不收，还要送药。他的药方，药味虽少，但疗效惊人；针灸取穴虽少，但取穴准确，如鼓应桴。华佗得到了百姓的喜欢和爱戴，人们尊敬地称他为"神医"。

学一学

艾 灸

灸，灼烧的意思。艾灸，简称灸疗或灸法，是用艾叶制成的艾条、艾炷产生的艾热刺激人体穴位或特定部位，通过激发经气的活动来调整人体紊乱的生理生化功能，从而达到防病治病目的的一种治疗方法。艾灸作用机制与针灸有相近之处，并与针灸有相辅相

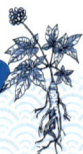

成的治疗作用，具有操作简单、成本低廉，效果显著等诸多优点。

灸法可以激发人体正气，增强抗病能力。未病施灸有防病保健、益寿延年的作用，古人称为"逆灸"，今人称为"保健灸"。《医说》中说："若要安，三里莫要干。"意思是艾灸足三里穴可起到强身健体的作用。

说一说

1. 孝廉的含义是什么？
2. 华佗有什么特殊的本领？

练一练

用一个艾炷试着灸足三里。

华佗研制麻沸散

我国外科学具有悠久的历史，在周代就已经发展到了一定的水平。《周礼》记载的医学分科中，出现了外科医生"疡医"，专门治疗"肿疡（未溃烂无脓血的痈疮）""溃疡（已溃烂有脓血的痈疮）""金疡（刀剑等金属利器造成的创伤）""折疡（骨折筋伤）"一类的外科疾病，说明当时的外科已经发展到一定的水平。先秦时代中草药麻醉制剂方面的探索已经开展，《列子·汤问》中记载了战国时期的"神医"扁鹊，曾使用一种"毒酒"，将鲁公扈和赵齐婴迷死三日，为二人进行剖胸换心手术。由于《列子》中记载了大量的寓言故事，"毒酒"的配方没有记载，所以"扁鹊换心"被认为是虚构的。

西方国家在麻醉剂方面的发展如何呢？19世纪前的欧洲，医生在手术前普遍采用的麻醉方法十分野蛮和落后，比如用棍棒将患者击昏，或者给患者放血令其昏迷，等等，这些方法不只是给患者带来了伤害，甚至还有生命危险。患者经常因为过度疼痛而中途醒来，所以医生通常在手术前不得不把已经昏迷的患者牢牢地捆绑，以防不测。

真正发明麻醉剂进行麻醉手术的应当是华佗。

华佗为什么要发明麻醉剂呢？华佗生活的时代正是魏、蜀、吴三国争战的时候，今天的河南、安徽、江苏战事频

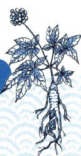

繁的区域，伤员大量出现，华佗出于医生的责任感，救治了很多伤病员。由于没有麻醉剂，每当做手术时，伤病员都要忍受巨大的痛苦和危险，手术常因患者难以忍受的疼痛而被迫中止。华佗想，如果能研制出像"扁鹊换心"时饮用的那种"毒酒"该多好啊！

于是他开始阅读古代医学著作，潜心研究《神农本草经》中各种草药的具体功效，同时深入民间，搜集各类古方、验方，尤其是传说中的各种毒药、毒方、蒙汗药方。他发现，轻度的中毒昏迷与手术中所需要达到的麻醉状态有很大的相似之处，这些毒药、毒方中的某些有效成分很有借鉴价值，只要合理利用，控制其毒

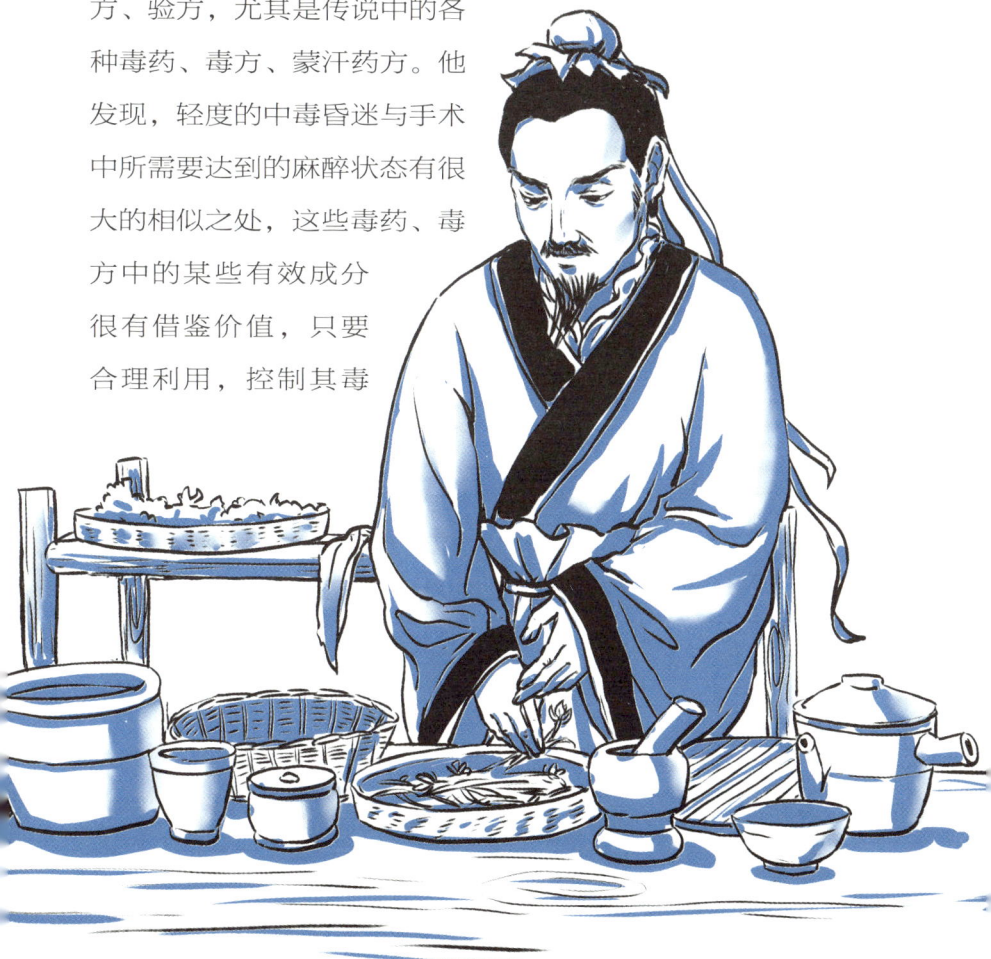

理、毒性和药量，完全可以成为理想的麻醉配方。

经过反复比较，他终于筛选出几种理想的草药，如曼陀罗花。为了检验药物的实际效果，他学习神农氏尝百草以辨其毒的做法，冒着生命危险，亲自服用各种药物及配方。每次服药前，他都嘱托妻子和徒弟要在一旁记录下自己服药后经过多长时间进入昏睡状态，又经过多长时间醒来，麻醉过程有何不良反应，并且要他们在这个过程中用针、锥刺痛他的身体，以检验自己是否会因疼痛而醒来。这种频繁的人体药物实验，给他的身体带来了严重的伤害，甚至多次出现生命危险，妻子和徒弟都劝他不要再这样做了，但他依然不畏艰险，不肯放弃。

功夫不负有心人。经过反复实验，人类历史上第一种安全简便、功效显著的口服全身麻醉剂终于诞生了，华佗为它取名"麻沸散"。"麻"就是麻醉；"沸"是指用水煮沸成汤剂；"散"是散剂。华佗从醉酒的现象中得到启示，发现以酒冲服的效果更好，在没有酒或病人不宜饮酒或时间紧急的情况下，则采用以水冲服散剂的方式。华佗发明和使用的麻沸散比欧洲19世纪初发明的同类麻醉剂领先了至少一千六百年，被称为"外科鼻祖"。

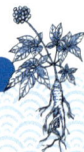

麻醉剂

麻醉剂是指用药物方法使机体或机体一部分暂时可逆性地失去知觉及痛觉的药剂，多用于外科手术或某些疾病的治疗。依给药方式不同，可分为吸入式麻醉剂、口服式麻醉剂和注射式麻醉剂。依化学成分不同，可分为单一成分麻醉剂和复合成分麻醉剂。华佗在一千六百年前发明的麻沸散属于口服式复合成分全身麻醉剂。

唐代孙思邈编辑的《华佗神方》认为，麻沸散的配方组成是：羊踯躅9克、茉莉花根3克、当归30克、菖蒲0.9克。

日本19世纪著名医学家华冈青洲经过多年考证，认为麻沸散的配方是：曼陀罗花8分、草乌头2分、白芷2分、当归2分、川芎2分。

曼陀罗花，又名洋金花，具有平喘、止咳、解痉、镇痛、麻醉的作用，常与川乌、草乌、姜黄等同用，现代也作为外科麻醉使用。

1. 扁鹊换心手术用的是什么麻醉剂，记载在哪本书中？

2. 为什么称华佗是"外科鼻祖"？

练一练

阅读《列子·扁鹊换心》的故事。

华佗引产死胎

有一位姓李的将军，他的妻子小产后一直未康复，病得很厉害，听说华佗手到病除，就请华佗到家里为妻子看病。华佗诊脉后说："夫人小产后胎儿没有离开母体。"李将军说："怎么可能啊，胎儿已经下来了。"华佗说："将军，我是根据脉象做的诊断，夫人的脉象就是主有胎。"将军心想："谁说华佗是神医，明明是胎儿已经产下了，还要说有胎，是庸医吧。"华佗看到将军的神态，知道自己这个

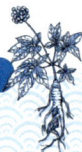

时候无论说什么，将军都不会相信，于是给夫人一些药，告辞了。

华佗走后，夫人服药后，病情稍微有些好转，以为慢慢就痊愈了，可是，三个月后的一天，夫人突然腹痛难忍，将军思来想去，决定还是请华佗诊治。华佗看到将军对自己的态度转变了，于是对将军说出了夫人患病不愈的原因。华佗说："夫人的脉象，按照惯例就是主有胎。为什么已经产出了胎儿，我还说有胎呢？原因是前一次夫人应该生两个婴儿，一个婴儿生出来后，流了很多血，接生的产婆不知道还有一个，没有接生，母亲自己也不知道，就这样，另一个婴儿没有生出来，留在了母亲的宫腔内。"胎死腹中，在科技不发达、缺医少药的时代或地区还是很多的，有的是因为母亲患有疾病，或者环境问题、药物问题等。但就李将军妻子而言，如果生活在科技发达的今天，做一下彩超就看清楚了。今天看似很容易的事情，在古代却难上加难。

华佗顿了顿，接着说："胎儿死后，干枯了，必然附着在母亲的后腰部，所以母亲常常感觉腰痛。"现代研究证明，死胎在宫腔内存留时间越长，对母体的影响越大，易造成宫腔内感染、凝血功能障碍，危及母亲的生命。"华大夫，赶快救救我夫人吧。"李将军焦急地说。华佗说："将军放心，我给夫人开些汤药，再加上针刺，这个死胎一定会产出的。"汤药和针灸都用上了，夫人肚子开始一阵阵地疼，就像要生产了，但是折腾了半天，死胎还是没有下来。华佗说："这个死胎在母亲宫腔内的时间太长，已经干枯了，不能自然产出，必须使用器械取出。"果然取出来一个死的男胎，手脚都有了，身体颜色发黑，身长一尺左右。东汉的一尺，大约是现在的23.5厘米。

华佗根据脉象就确定夫人体内还有死胎未产出，把今天需要借助彩超检查解决的问题，通过切脉就解决了，他高超的脉诊技术和准确的辨证诊断，让人佩服。

今天临床上使用药物流产，一般都是在两个月内，月

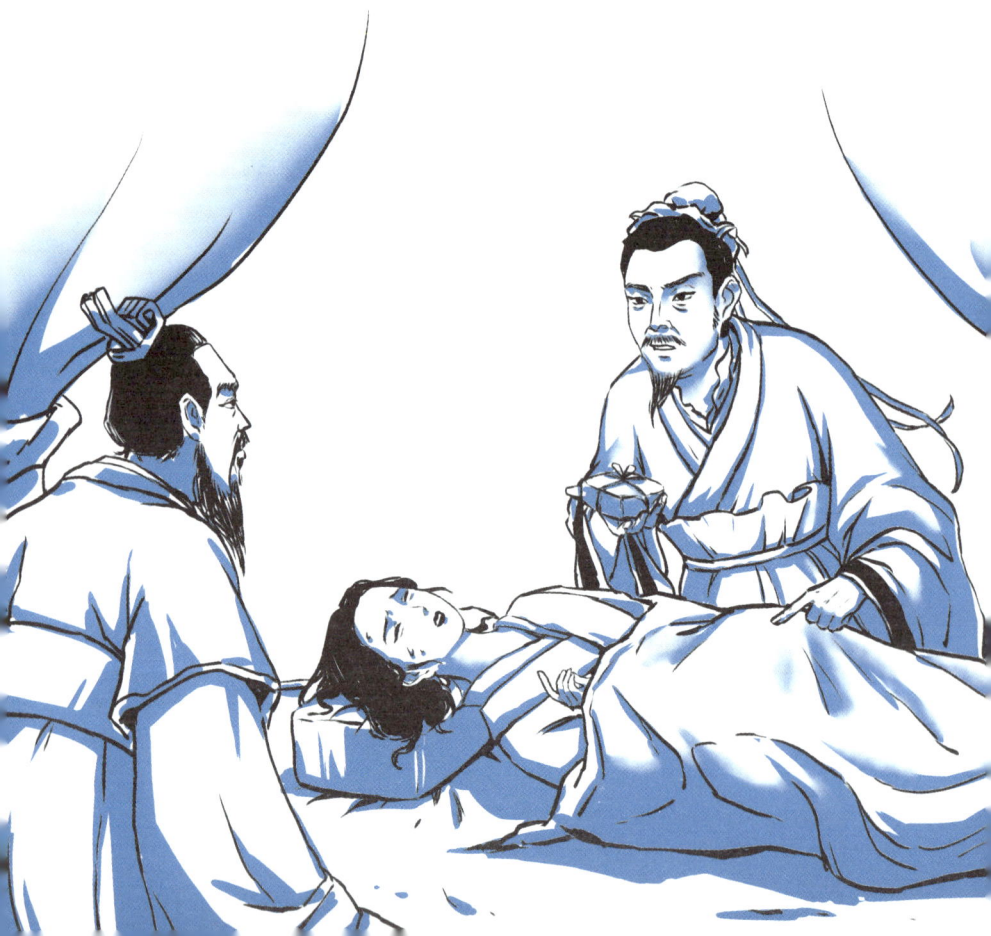

份较大的死胎引产都需要手术。生活在汉代的华佗，首先选择药物和针灸结合引产，说明汉代就已经有应用药物引产的技术了。

华佗切脉辨死胎，并应用药物引产的病例，并不是仅此一个。山东临清县汉代称甘陵，甘陵相夫人怀孕六个月，突然腹痛，华佗诊脉后说："胎儿已经死了。"他让人用手摸夫人的腹部，说："如果摸到胎儿在左边，就是男胎；在右边，就是女胎。"摸的人说："在左边。"华佗于是配制汤药引产死胎，果然引下一个男胎。六个月的死胎能够借助药物引产，并且通过手摸胎儿的位置确定胎儿的性别，不得不赞叹啊。

华佗能正确处理医患关系，面对患者丈夫李将军不信任的态度、刁难的语言，华佗并不做过多辩解，仍然给夫人用药，缓解病情，彰显了华佗良好的医德修养和仁心仁术的大医风范。

学一学

度量衡演变的古今换算

读历史常常会遇到量词，比如关羽身高九尺，这个九尺到底相当于现在的多少厘米呢？度量衡的古今换算有一个很实际的问题，即古代的一尺相当于现在的多少厘米？一升相当于现在的多少毫升？一斤相当于现在的多少克？不同的朝代，度量衡的实际大小是不一样的。

1. 商代：一尺，大约相当于15.8厘米。

2. 秦代：战国时期各诸侯国的度量衡制度是很混乱的，秦始皇统一六国之后，统一了度量衡。秦代的一尺约相当于23.1厘米，一升约合现在200毫升，一斤约合253克。

3. 西汉：一尺与秦代相同，即23.1厘米，一升同样是200毫升，一斤大约相当于248克。

4. 东汉：一尺约合23.75厘米，一升约合200毫升，一斤约合220克。

5. 三国：一尺约合24.2厘米，一升约合204.5毫升，一斤约合220克。

6. 两晋：一尺约合24.2厘米，东晋一尺约合24.5厘米，一升约合现在204.5毫升，一斤约合220克。

7. 南北朝时期：一尺约合29.6厘米。南齐一升约合300毫升，梁、陈一升约合200毫升，北齐、北周一升约合600毫升。梁、陈一斤约合220克，南齐一斤约合330克，北齐一斤约合440克，北周一斤约合660克。

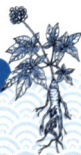

8. 隋朝：一尺约合29.6厘米，一升约合现在600毫升，一斤约合661克。

9. 唐朝：一尺约合30厘米，一升约合600毫升，一斤约合661克。

10. 宋朝：一尺约合31.2厘米，一升约合现在670毫升，一斤约合633克。

11. 元朝：一尺约合31.2厘米，一升约合950毫升，一斤约合633克。

12. 明朝：一尺约合34厘米，一升约合1000毫升，一斤约合590克。

13. 清朝：一尺约合35.5厘米，一升约合1000毫升，一斤约合596.8克。

说一说

1. 李将军的妻子为什么还有死胎留在腹中？

2. 华佗用什么方法引产李将军妻子的死胎？

假如你是一名医生，面对患者的不信任，你该怎么做呢？

以怒胜思激郡守

有一个郡守患病，华佗诊视后，认为他的病属于思虑过度，无药可治，唯有让他大怒才能痊愈。但是激怒方法会使医患关系紧张，医生有生命危险，华佗在施用之前，和郡守的儿子进行了沟通，郡守的儿子保证一定会全力配合华佗。

郡守希望华佗快点治愈自己的病，多次送华佗礼物，一次比一次贵重。华佗全部接受，却不搭理郡守，也不给他治病。过了不久就找借口离开了，并且留下了一封信。郡守打开信一看，满篇都是羞辱、谴责的语言。郡守想："为了治病，我不断地讨好华佗，不断地送他礼物，没想到他不辞而别，还留下这样一封信侮辱我，我一个堂堂的郡守，怎能让一个医生如此羞辱！"想到此，他气得发抖，咆哮道："来人！赶快追赶华佗，活要见人，死要见尸，不能

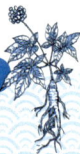

让他跑了！"

　　郡守的儿子听说父亲派人追杀华佗，赶忙把小吏找来，偷偷告诉他不要追杀华佗。郡守等来等去，追杀华佗的小吏一直没有消息，郡守更生气了："没用的东西，连个华佗都抓不住。"再一细问，原来是儿子暗中作梗，郡守气得七窍生烟，他找来儿子，怒目圆睁，用手指着儿子破口大骂，突然，感觉胸口一热，一口黑血吐了出来。紧接着，两口、

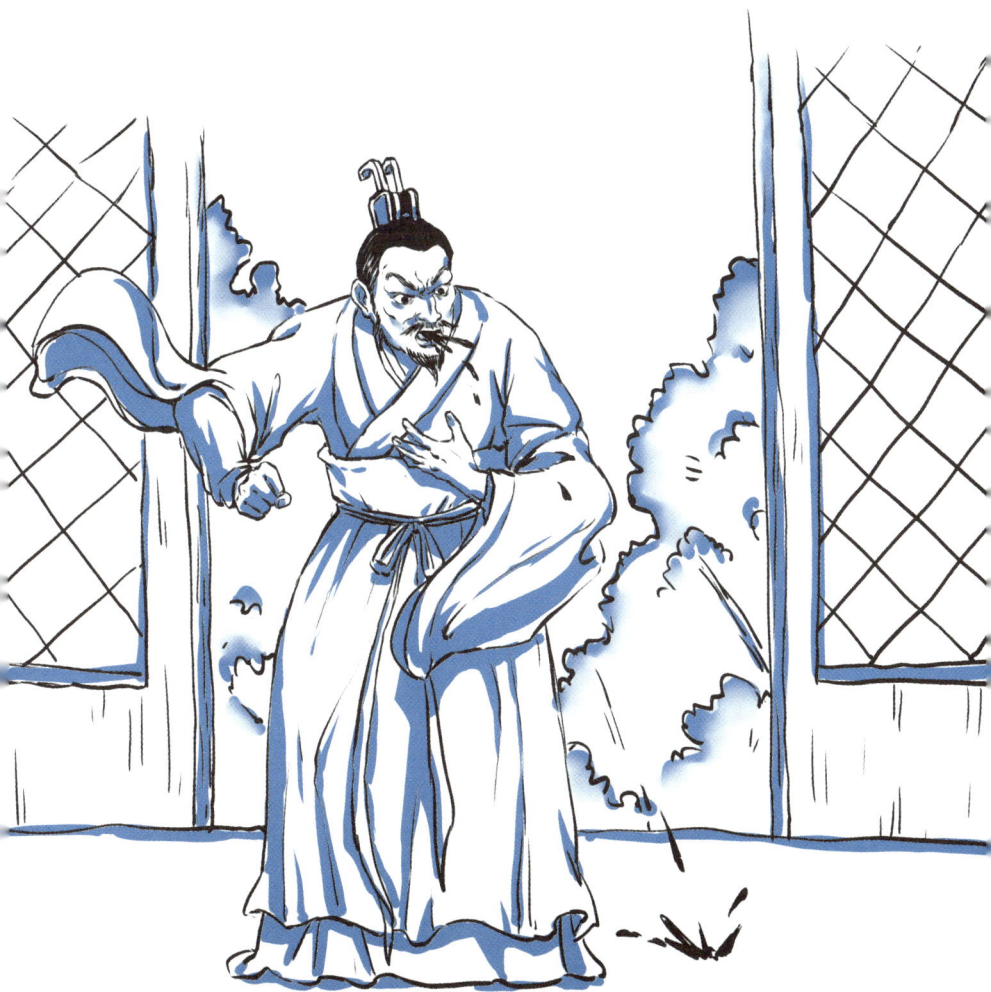

三口，在场的人都惊呆了，以为郡守病情加重，赶快扶郡守躺下。到了晚上，郡守自己起来了，他感觉浑身很舒服，原先的病竟然好了。

这种激怒方法，风险实在太大了，华佗因为郡守儿子的保护得以安全。

学一学

情志疗法

情志疗法是有意识地采用另一种情志活动去控制或调节因某种刺激而引起的疾病，从而纠正情志异常，达到治愈疾病的目的。

情志指的是精神、意志及情绪活动，包括喜、怒、悲、忧、思、恐、惊七种正常的情志活动。七情分属五脏，以怒、喜、思、悲、恐为代表，称为"五志"。心之志为喜，肝之志为怒，脾之志为思，肺之志为悲，肾之志为恐。五脏分属木、火、土、金、水五行，肝属木，心属火，脾属土，肺属金，肾属水。五行之间有相克的规律，肝木克脾土，心火克肺金，脾土克肾水，肺金克肝木，肾水克心火。五志太过会伤及五脏，可利用五行、五脏之间的相克规律达到"以情胜情"的目的。如怒伤肝，金克木，悲胜怒；喜伤心，水克

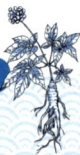

火，恐胜喜；思伤脾，木克土，怒胜思；悲伤肺，火克金，喜胜悲；恐伤肾，土克水，思胜恐。

华佗用激怒的方法治愈了郡守因思虑过度产生的疾病。郡守生气后，过怒的肝气能疏泄思结的脾气。愤怒虽然是一种不良的情绪，但它属于阳性的情绪变动，因此对忧愁不解而意志消沉、惊恐太过而胆虚气怯等属于阴性情绪变化所致疾病，均可用激怒疗法治之。

说一说

华佗是用什么办法让郡守发怒的？

练一练

跟爸爸妈妈讲讲"五志"过度会生病的道理。

华佗巧治蛔虫病

一天，华佗正在路上行走，忽然发现前面围了很多人，华佗忙让车夫停车，看到一个男孩仰面躺在车上，手捂肚子，痛苦地呻吟。华佗上前询问其家人："这孩子怎么了？我是华佗。"华佗的医名无人不知，家人一听说是华佗，赶紧说："这可太好了，我儿有救了。"原来男孩最近一段时间身体不舒服，发烧，咳嗽，肚子疼，食欲减退，呕吐，想吃东西的时候又咽不下去，总觉得喉咙被堵住了。华佗诊察了男孩，告诉家人说："不用担心，照我说的做，就能好。我刚才来的路上，经过一家卖汤面的饭店，那里有加了蒜末的老陈醋，喝六百毫升，病就好了。"家人听了，非常高兴，对华佗信任，也没问男孩得了什么病，立刻照着华佗说的做了。服完后，男孩就开始呕吐，突然，男孩的母亲大叫起来："吐出来一条虫子！"果真是吐出了一条虫子。孩子吐完后，感觉身体轻松了，肚子也不疼了。

家人对华佗心生感激，也想知道这是什么寄生虫，于是就把寄生虫挂在车边，去华佗的草堂诊所拜访。在诊所外边，华佗的儿子沸儿正在玩耍，他看看来人，又看看挂在车旁的虫，自言自语地说："这些人好像遇到我父亲了。"家人有点不明白，问沸儿："小家伙，你怎么猜到的？"沸儿说："我看到那条虫子就知道了。"华佗出诊去了，男孩

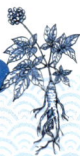

和家人走进草堂诊所，一下明白了沸儿为什么会猜得那么准。原来，在草堂诊所朝北的墙壁上，挂了密密麻麻几十条这样的虫子，可见这种虫病在当时是多发病、常见病，华佗治疗这种寄生虫病也是手到虫除。这种寄生虫就是蛔虫。

蛔虫寄生于人体肠道，有钻孔的特点，遇到肠道虚寒，不适合蛔虫生存了，

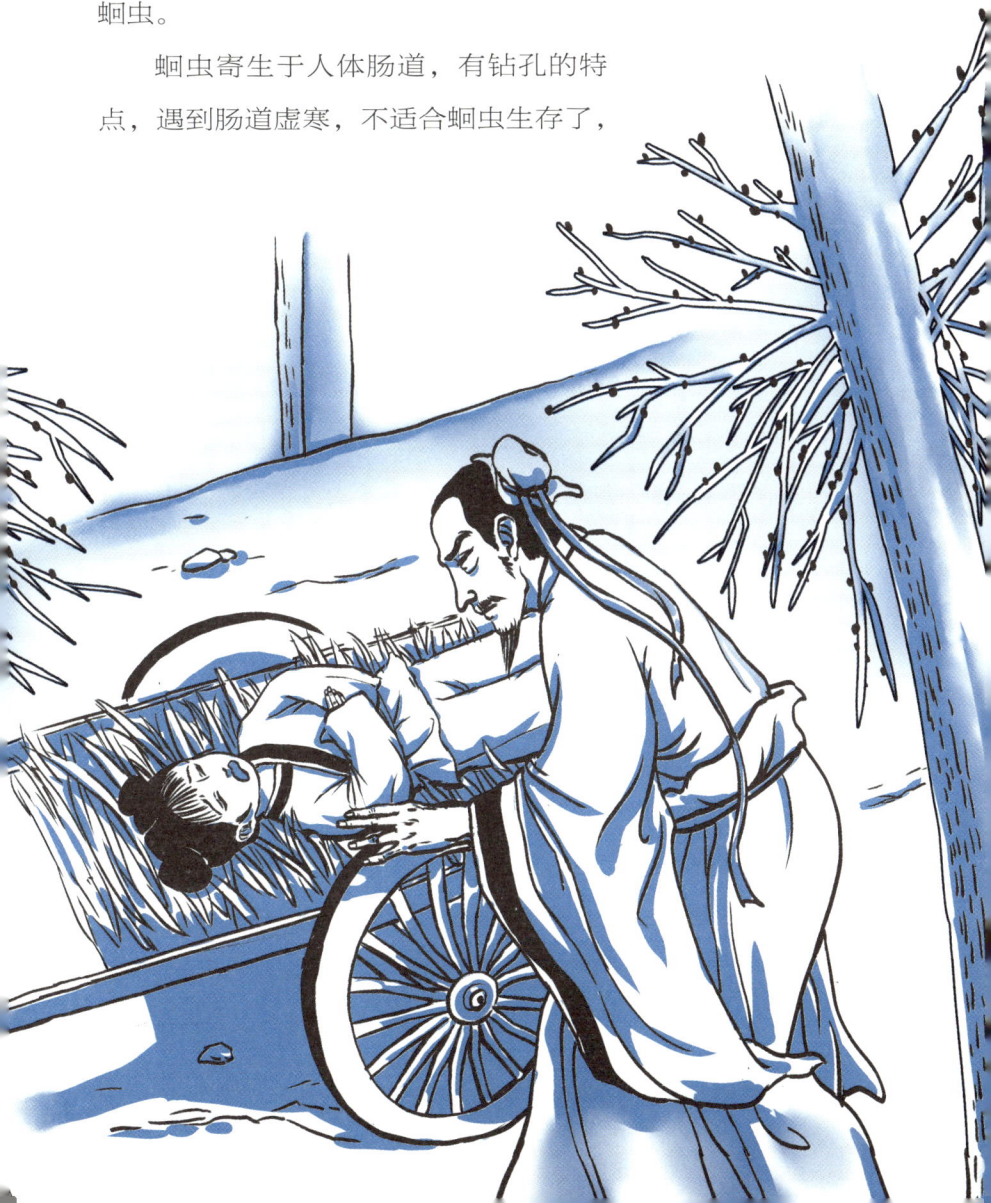

它就会窜入胃中，甚至于胆道，扰乱气机，可以造成烦闷，产生热象，所以就有肚子疼、呕吐、发烧等症状。蛔虫有"得酸则静，得辛则伏，得苦则下"的特性。也就是说，蛔虫遇到酸味，它会安静下来；遇到苦味，上逆的蛔虫会下降回到肠中；遇到辛辣味，它就被降伏了。华佗用酸味的老陈醋正是安蛔，用蒜末则是杀虫。中医在临床上治疗蛔虫病用乌梅丸，也是利用蛔虫的特性。

学一学

蛔虫病

蛔虫病主要通过粪—口途径传播。虫卵可随粪便排出，然后通过被污染的土壤、蔬菜、瓜果等经口进入人体。人群普遍易感，儿童感染率高于成人，学龄前儿童感染率最高。世界各地均有蛔虫病，在温暖、潮湿和卫生条件差的地区感染较普遍。农村感染率高于城市。

自人体感染到雌虫产卵约需60—75天，成虫寿命为1—2年。幼虫在体内移行可引起多组织器官损伤、感染，而成虫可寄生在肠道，掠夺营养或影响肠道功能，此外，因成虫有向别处移行和钻孔的习性，可能会引起胆道蛔虫病、蛔虫性肠梗阻等多种并发症。

多数蛔虫病患者可无症状，但若感染严重，则可

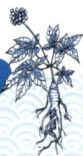

能会导致明显的症状，通常症状的表现取决于受影响的部位。其中因幼虫常在肺部移行可引起咳嗽、发热等肺炎表现；成虫主要寄生于肠道内，常可引起食欲减退、腹痛等不适症状。此外，幼虫和成虫还可引发机体出现过敏反应。

胆道蛔虫症是最常见的并发症。典型表现为阵发性右上腹剧烈绞痛，屈体弯腰，恶心呕吐，可吐出胆汁或蛔虫。蛔虫病具有传染性，可传染给他人。因此要养成良好的生活习惯，饭前便后洗手，纠正吸吮手指等不良习惯；不饮生水，食用蔬菜水果时要彻底清洗，烹饪时要将食材彻底煮熟；不用未经处理的粪便作肥料；保持生活环境的卫生清洁，不随地大小便。

说一说

1. 男孩得了什么病？
2. 华佗为什么用加蒜末的老陈醋治疗蛔虫？

你吃过乌梅吗？查一查，中医治疗蛔虫病用的乌梅丸中，乌梅的作用是什么？

冷水灌淋显神功

有一位妇女，患病多年，夏天怕热，冬天怕冷，请了很多医生诊治。有的医生说是寒证，有的说是热证，吃了很多药，仍然不见效。她听说华佗治病手到病除，于是恳请华佗为其诊治。华佗说："你的病是火郁于内，要治好病，需要完全按照我说的去做。能忍受下来，病就会好；忍受不了，就无药可治了。"妇女治病心切，说自己不论什么都能承受。

当时正是农历十一月，北风凛冽，天寒地冻。黎明之时，太阳还没有升起，华佗让那个妇人坐在石槽里，命人用寒凉水灌到石槽里，并说要灌满一百次。灌水的人不了解情况，心想："这大冷天，泡在冷水里，还不停地灌水，没有病也得灌出病啊，何况这是个病人！"妇人也后悔了，

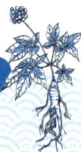

但是已经跟华佗做了保证，只能孤注一掷了。才灌了七八次水，妇人已经支持不住了，全身颤抖，身体没有感觉，几乎要昏死过去了。灌水的人见到这种情形，非常害怕，赶紧停止。华佗大声地呵斥他："快去打水，继续灌！人死了有我偿命，你只管听我的就行！"打水的不敢怠慢，继续往石槽里灌水。

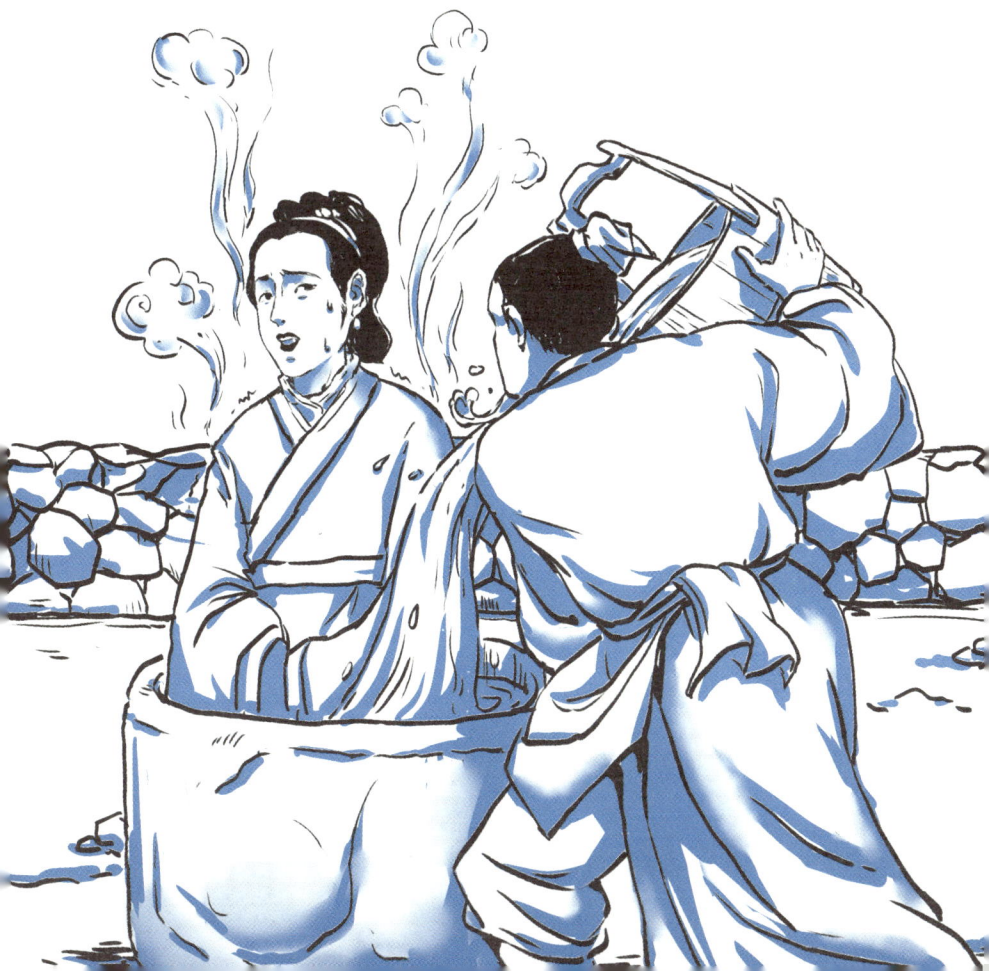

说来奇怪，病人坐在石槽里，灌着灌着，反倒感觉有了温度，当灌到八十次的时候，妇人竟然浑身冒出了热气，热气不断增多，升腾，足有二三尺高。灌满一百次后，华佗才叫停了下来。他又命人把火炕烧上火，让妇人躺在火炕上，被子盖了一层又一层。下面火炕烤，上面被子捂，一会儿工夫，妇人就大汗淋漓，汗哗哗地流。华佗看到差不多了，让人撤掉火炕的柴火，让病人消汗。此时，毛孔已经打开，华佗怕妇人再次受寒，让人为她扑上爽身粉。等到汗水干了，妇人感觉身体轻便，像换了一个人，一身的病痛，都不见了踪影。

　　中医把疾病分为寒、热两种类型。属于寒证的疾病医生用温热药物治疗，同时加强身体素质，提高自身能力，驱除寒气；对于热证，医生则用发散的方法，平衡寒热，排除内热。华佗认为，这个妇人是火郁于内，需要把内火发散出去，让气调和。人体春夏阳气在外，秋冬阳气在内。冬至后阳气开始生发，早晨阳气也是渐盛之时，这时用冷水浇，使体内的阳热之气郁积到极点，而后用汗法发散，疾病就痊愈了。人与自然和谐共生，华佗利用的正是"天人合一"的原理，把握人体自身阴阳能量随着节气变化的特点，华佗真是"神医"啊！

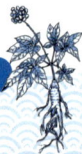

中医药浴

中医药浴属于传统中医疗法中的外治法之一，它是将水盛于器皿内，浸泡身体的某些部位或全身，利用水温本身对皮肤、经络、穴位的刺激和药物的透皮吸收，达到治疗疾病、养生保健的目的，它不同于一般的洗浴、温泉浴等，而是按照中医辨证施治的原则，根据不同的疾病，加入不同的药物，进行治疗，因药物不经胃肠破坏，直接作用于皮肤，并透过皮肤吸收进入血液，故较之内服药疗效快，舒适，无任何毒副作用，也不会增加肝脏负担，因此被医学界誉为"绿色疗法"，越来越受到患者的青睐。

药浴又分为局部药浴和全身药浴两种，局部药浴多选用足部、小腿为浸泡部位。足部乃运行气血、联系脏腑、沟通内外上下经络的重要起止部位，足三阳与足三阴经均交接于此，足部有内脏及全身反射区，有52块骨头、60余条肌肉，被誉为"人体的第二心脏"。而小腿的角质层较薄，且血管、神经、肌肉丰富，更利于药物透皮吸收。全身药浴是浸泡和熏蒸除头颈部外全身其他部位，作用面积更大，药物利用度更高，适合病变部位广泛的全身性疾患。

1. 那位妇人得了什么病?

2. 华佗用什么方法治愈了妇人的病?

练一练

艾叶泡脚

取50克艾叶（一把即可），放在锅内加水，水开后再煮10分钟，倒入盆中，等水温到脚可以适应的温度开始泡脚，一直泡到全身微汗即可。随后按摩涌泉穴50—100下。

华佗创编五禽戏

华佗在丞相府里为曹操看病，倒也悠闲，有时也被叫去给那些官宦治病。他发现，有些人的疾病不是药物能解决的。几十年的医疗实践使华佗认识到，在治疗用药之外，提高身体素质，改善整个身体机能，也是预防和治疗疾病的好方法。有些病人身体素质太差，吃药没用，大补又受

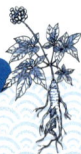

不了。再说，平民百姓没有吃药进补的条件，这就必须加强身体素质的锻炼。

其实，先秦时期我国就有医学体育疗法，称为"导引"。"导引术"通过活动身体各个关节，配合呼吸，使"气"更平和，使"体"更柔软。《庄子·刻意》中记载有"二禽戏"，即"熊经鸟伸"，意思是说像熊那样攀援，像鸟那样顾盼。到了西汉，《淮南子》将"二禽戏"发展成"熊经""鸟伸""凫（fú，野鸭）浴""猿躩（yuè，跳跃）""鸱（chī，鹞鹰）视""虎顾"六种行气强身之术，称为"六禽戏"。1974年，湖南长沙马王堆3号汉墓出土的帛画《导引图》，有44个做各类导引的彩绘人物，充分反映了当时导引术的多样性。但是，当时模仿各种动物的导引术是不定型的，于是，华佗在继承发扬前人成果和总结经验的基础上，进行了再创造。

华佗在丞相府的后花园，模仿各种动物的动作，揣摩其作用，最后选出各具特色的虎、鹿、熊、猿、鸟五种动物，抓住它们的特点，编出一套完整的、有固定动作的五禽戏。每次做完，额头上便渗出细细的汗珠，觉得身体轻快，想吃东西，神清气爽。

华佗的两个弟子吴普和樊阿，来到丞相府看望华佗，华佗把五禽戏表演给两人看。樊阿和吴普不约而同地说："第一节像虎扑动前肢，第二节像鹿伸展颈项，第三节像熊沉稳走爬，第四节像猴子机敏跳跃，第五节像鸟展翅飞翔。"华佗哈哈大笑，点头说："说得太对了。这套五禽戏就是为了锻炼人的机能，如虎般有力，如鹿般机敏，如熊般沉稳，如猴子般灵活，如鸟般轻盈。如果经常做，腿脚轻便，去除疾病。身体不舒服的时候，做其中的一戏，做到微微出汗，为避免风寒进入，搽抹些爽身粉，身体就感到轻松灵活，也有食欲了。"

吴普和樊阿开始跟华佗学习五禽戏，吴普一边领会动作要领，一边问道："师父，五禽戏和五行、五脏有什么联系吗？"华佗说："当然有了。一练虎戏主水，固肾壮骨；二练鹿戏主木，疏肝强筋；三练熊戏主土，健脾和胃；四练猿戏主火，养心健脑；五练鸟戏主金，补肺固表。肝木生心火，心火生脾土，脾土生肺金，肺金生肾水，肾水生肝木。五行相生，练五戏，强五脏，五脏相生，生生不息。"吴普笑着说："师父，这功法可太好了，如果脾胃消化不好，只需练熊戏就行啦，顺便还能补肺气呢。"吴普聪明好学，领悟很快，华佗感到欣慰，于是又叮嘱道："此功法虽然可以用来锻炼身体，防治疾病，但并不能在短期内取得明显效果，不可心急，必须持之以恒，坚持不懈，方能收到实效。另外，操练时还要注意肢体平衡，发力适当，运动适量，倘若运动过度，以致大汗淋漓，身心疲惫，反而对健康不利。"吴普依照师父所授五禽戏，坚持每日锻炼，得享九十多岁高寿，耳不聋，眼不花，牙齿坚固完好。

华佗把五禽戏传授给许昌的百姓，由于华佗的名气，

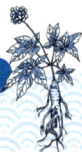

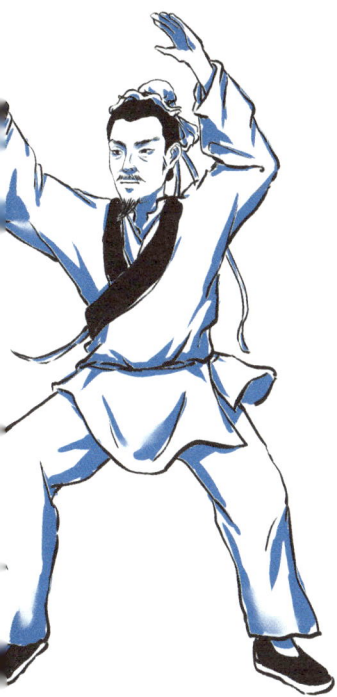

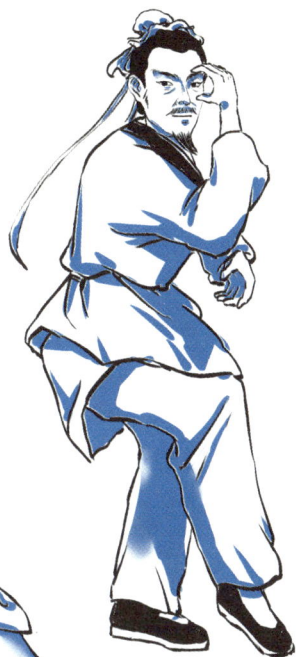

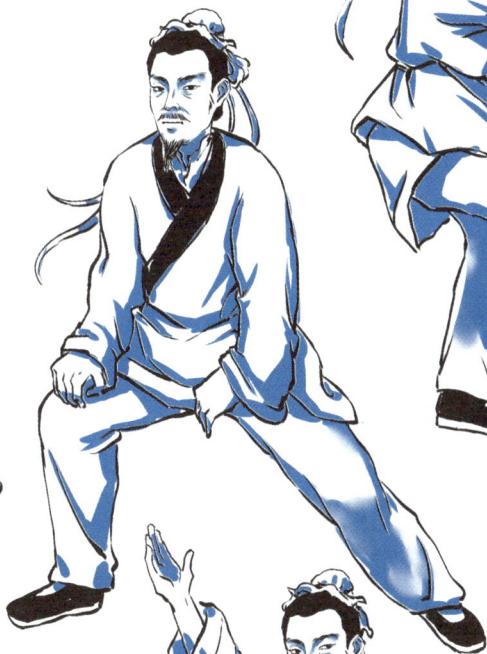

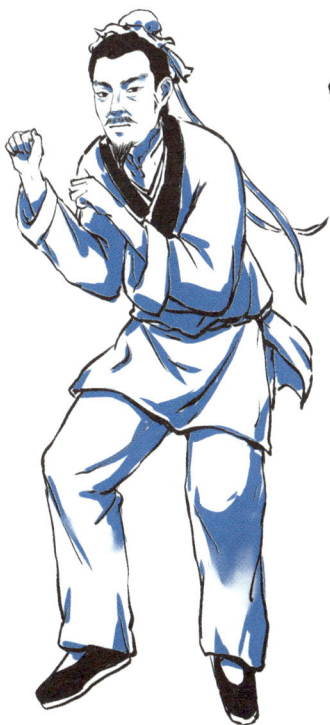

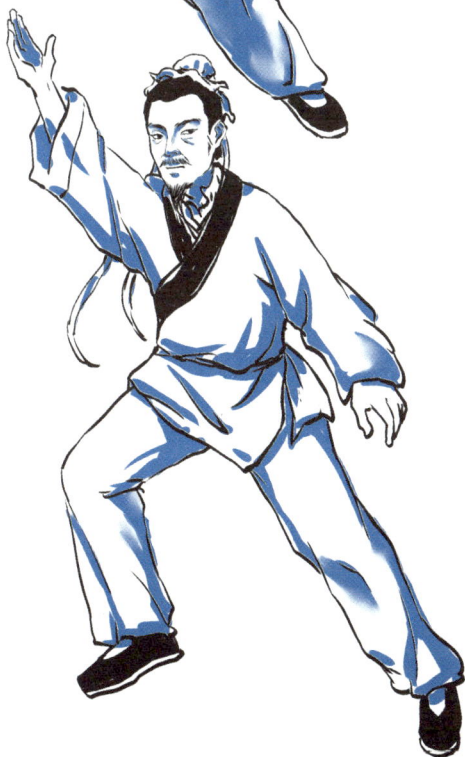

又不收取任何费用，很多人慕名而来，一时间城中操练者甚多，广场上经常有数百人聚在一起操练，场面壮观，甚至很多达官贵人也参与其中。五禽戏就这样在民间流传，直至今日。

学一学

新编简化五禽戏

2003年，中国国家体育总局把重新编排后的五禽戏等健身法作为"健身气功"的内容向全国推广。新编的简化五禽戏，每戏分两个动作，分别为：虎举、虎扑；鹿抵、鹿奔；熊运、熊晃；猿提、猿摘；鹤伸、鹤飞。每种动作都是左右对称地各做一次，并配合气息调理。

虎　戏

脚后跟靠拢成立正姿势，两臂自然下垂，两眼平视前方。

（一）左式

1. 两腿屈膝下蹲，重心移至右腿，左脚虚步，脚掌点地、靠于右脚内踝处，同时两掌握拳提至腰两侧，拳向上，眼看左前方。

2. 左脚向左前方斜进一步，右脚随之跟进半步，

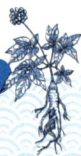

重心坐于右腿，左脚掌虚步点地，同时两拳沿胸部上抬，拳心向后，抬至口前，两拳相对翻转变掌向前按出，高与胸齐，掌心向前，两掌虎口相对，眼看左手。

（二）右式

1. 左脚向前迈出半步，右脚随之跟至左脚内踝处，重心坐于左腿，右脚掌虚步点地，两腿屈膝，同时两掌变拳撤至腰两侧，拳心向上，眼看右前方。

2. 与左式相同，唯左右相反。如此反复左右虎扑，次数视自身情况而定。

鹿　戏

身体自然直立，两臂自然下垂，两眼平视前方。

（一）左式

1. 右腿屈膝，身体后坐，左腿前伸，左膝微屈，左脚虚踏；左手前伸，左臂微屈，左手掌心向右，右手置于左肘内侧，右手掌心向左。

2. 两臂在身前同时逆时针方向旋转，左手绕环较右手大些，同时要注意腰胯、尾骶部的逆时针方向旋转，久而久之，过渡到以腰胯、尾骶部旋转带动两臂的旋转。

（二）右式动作与左式相同，唯方向左右相反，绕环旋转方向可有顺逆不同。

熊　戏

身体自然站立，两脚平行分开与肩同宽，双臂自然下垂，两眼平视前方。先右腿屈膝，身体微向右转，同时右肩向前下晃动，右臂亦随之下沉，左肩则向外舒展，左臂微屈上提。然后左腿屈膝，其余动作与上左右相反。如此反复晃动，次数不限。

猿　戏

脚跟靠拢成立正姿势，两臂自然下垂，两眼平视前方。

（一）左式

1. 两腿屈膝，左脚向前轻灵迈出，同时左手沿胸前至口平处向前如取物样探出，将达终点时，手掌撮拢成钩手，手腕自然下垂。

2. 右脚向前轻灵迈出，左脚随至右脚内踝处，脚掌虚步点地，同时右手沿胸前至口平处时向前如取物样探出，将达终点时，手掌撮拢成钩手，左手同时收至左肋下。

3. 左脚向后退步，右脚随之退至左脚内踝处，脚掌虚步点地，同时左手沿胸前至口平处向前如取物样探出，最终成为钩手，右手同时收回至右肋下。

（二）右式动作与左式相同，唯左右相反。

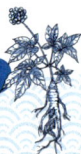

鹤 戏

两脚平行站立，两臂自然下垂，两眼平视前方。

（一）左式

1. 左脚向前迈进一步，右脚随之跟进半步，脚尖虚点地，同时两臂慢慢从身前抬起，掌心向上，与肩平时两臂向左右侧方举起，随之深吸气。

2. 右脚前进与左脚相并，两臂自侧方下落，掌心向下，同时下蹲，两臂在膝下相交，掌心向上，随之深呼气。

（二）右式同左式，唯左右相反。

说一说

1. 华佗为什么要创制五禽戏？

2. 五禽戏是哪五种动物？

练一练

学一学五禽戏。

曹操泄私愤杀华佗

华佗和曹操是老乡，都是谯郡人。曹操起兵打仗的时候，很多伤员都是华佗帮助救治，曹操对华佗的医术称赞不已。曹操患有头风病，每次发作的时候，心烦，头痛欲裂，华佗给曹操在膈俞穴扎几针就止痛了。

头风是什么样的病呢？简单地说，是一种头痛病，又和头痛不同。头痛病一般时间很短，很快就痊愈；头风病则头痛时间长，时好时坏，不易痊愈。曹操做了魏王后，事务太多了，扰乱心神，头风病发作得越来越频繁，找御医来诊治，效果不明显，曹操下令，宣华佗入宫。华佗是一个民间医生，他有自己的草堂诊所，更愿意给百姓治病，但曹操是丞相，又不能违命不去。华佗诊视曹操后，说："丞相的病已经太严重了，没办法治愈，只能长期治疗，可以延长寿命。"华佗被曹操留了下来，几个月过去了。

一天，曹操头风病又发作了，他头痛得什么都不顾了，将脑袋狠狠地往墙上撞，屋里东西摔的摔，砸的砸，大声地喊："找华佗来！"太监不敢怠慢，赶紧把华佗找来。华佗给曹操扎了一针，曹操慢慢安静下来。就这样，曹操的病时好时坏，时作时止。华佗非常思念家里的妻子和孩子，也惦记那些病人。一天，华佗对曹操说："丞相，我刚刚接到一封家信，妻子病了，我想回家看看。"曹操准假了，但

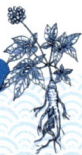

他嘱咐华佗，妻子病好后赶紧回来。

华佗回家后，全身心投入到为百姓治病中，真是不愿意再回去为曹操一个人服务了。曹操多次给华佗写信，催他回去；又命令谯郡的郡守找华佗，让华佗回去。华佗用

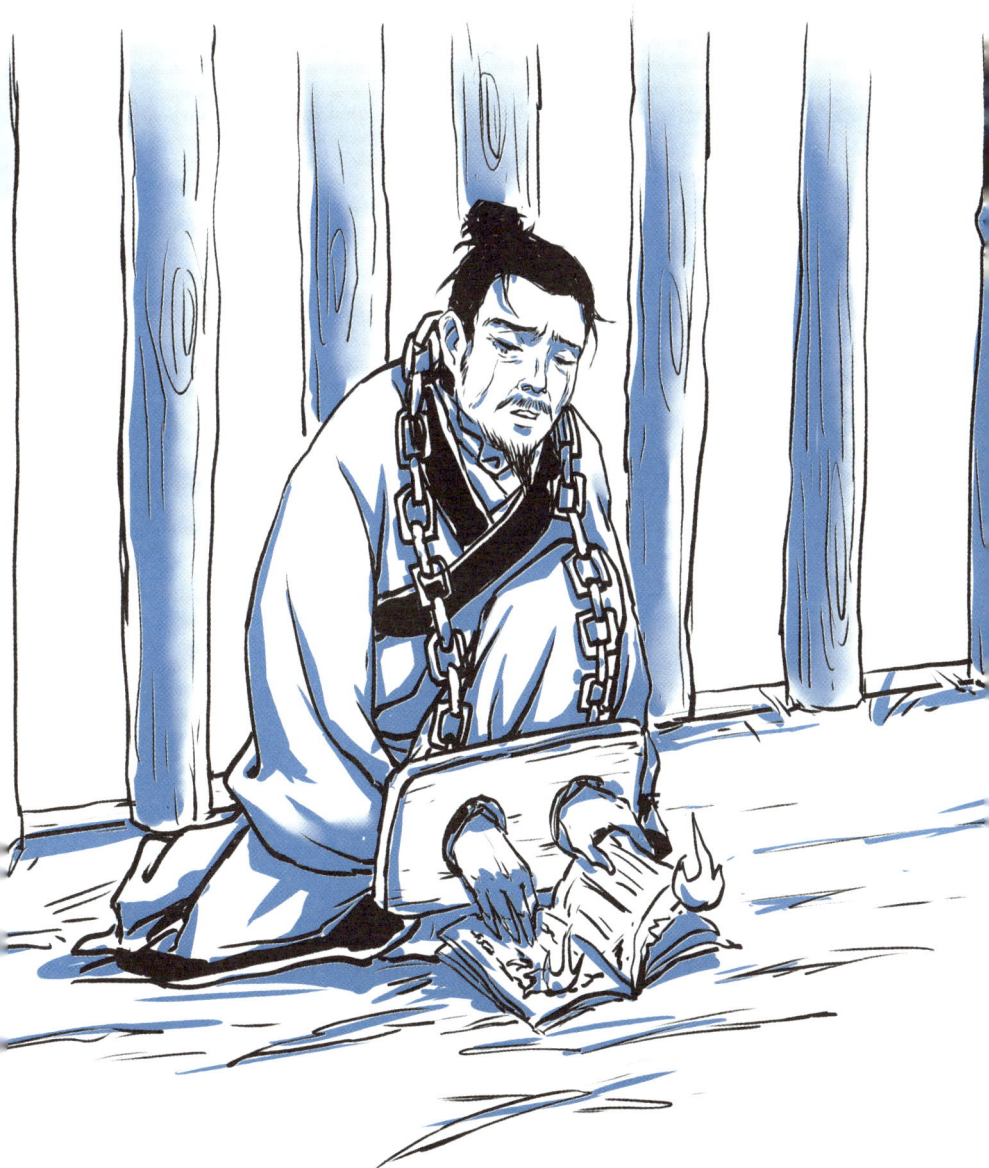

妻子疾病未愈作为理由，多次请求延长假期。曹操觉得很没面子，大发雷霆。他派人到华佗家去查验：如果华佗的妻子病没好，就赏赐小豆四十斛，放宽假期。如果他的妻子没有病，是华佗故意找借口不回宫，就逮捕华佗。东汉时期一斛大约是一百六十斤，在战乱频繁的东汉，能赏赐六千四百斤小豆，应该说曹操很给华佗面子。查验后的结果可想而知，华佗以欺君之罪被押送到当时的首都许昌的监狱。

曹操的谋士荀彧向曹操请求说："丞相，华佗是一个神医，他的医术无人可及，他的生命和百姓的生命息息相关，还请丞相原谅、宽恕华佗啊！"可是，曹操被愤怒冲昏了头脑，他又联想到华佗曾经对他说，自己的头风病是因为脑袋里进了风涎，要服用麻沸散，用利斧砍开脑袋，将风涎剥离出来，这是要谋杀我啊，他一定与关羽有私交，想趁这个机会报复我，我岂能留他！于是，他对荀彧说："不用担心，我朝家地大物博，像华佗这样的小人物难道没有了？"于是曹操下令在狱中秘密处死华佗。

华佗看到曹操如此狠心，知道自己大限已近，但遗憾的是，自己用一生心血写的《青囊经》没有传给弟子，自己尽毕生之力发明的麻沸散，也没有留给后人。他暗想：身上带的《青囊经》一定要想办法传出去。可是看守太严了，给谁呢？他想到了看守他的狱卒，这个人对他很尊敬，可以把书交给他带出去。他对狱卒说："我身上有一本书，

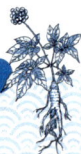

这本书传于后世，能够救人无数，拜托您把它带出去。"狱卒听了华佗的话，却很害怕，因为一旦被发现，他将面临严酷的刑罚。汉代的刑罚属于肉刑，有割鼻子、砍脚、在脸上刺字等，司马迁因为替兵败匈奴的李陵将军说情，就被处以"宫刑"。华佗见狱卒不敢冒险，于是要来火，满含悲愤，挥泪将《青囊经》化为灰烬。就这样，一代神医、中医"外科鼻祖"华佗和他的那些神方、神术、神药、麻沸散等等，全部消失殆尽！

华佗死后，曹操的头风病没有痊愈，但他仍然认为，自己杀华佗没错，他说："华佗能治好我的病，但是他却不给我从根源上治疗。我即使不杀他，他也不会为我治好病的。"可见，曹操把华佗当作为他服务的专属工具，不为我所用，留着也没用。这是多么狭隘的利己之心！曹操因一己之私利杀华佗，断送了刚刚崛起的中医外科，中医外科后继无人，这是中医人的悲哀，也是中华民族的悲哀！

曹操后悔杀华佗，是因为小儿子曹冲。曹操众多儿子中，他最喜欢曹冲。曹冲聪明，他能想办法称出大象的重量。但是曹冲身体一直不好，华佗多次给曹冲看病调理。华佗死后，曹冲病危，曹操焦急万分，下令在全国各地征集名医，给冲儿治病，却无一人能治。曹冲死了，曹操痛哭流涕，他哀叹："真后悔杀了华佗呀，让我的儿子白白地死了！"

曹操只看到了自己的儿子！华佗死后，有多少这样无辜的百姓，因为得不到救治而身亡。

明朝罗贯中《惜华佗》诗云：华佗仙术比长桑，神识如窥垣一方。惆怅人亡书亦绝，后人无复见青囊。

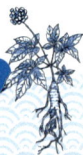 学一学

头风病

头风病是一种以慢性、阵发性头痛为主要临床表现的疾病，该病病程较长，缠绵难愈，易于复发。此病在古代医著中常与头痛并列提出。相当于现代医学的紧张性头痛、偏头痛、丛集性头风病等原发性头痛。

该病是由多种因素引发的，其中以风邪、气滞、血瘀、血虚、痰浊、阳虚最为多见。病机主要概括为不通则痛和不荣则痛两方面。因头为诸阳之会，清阳之府，五脏六腑的气血皆上注于此，因此外感六淫，或内伤脏腑，皆可导致气血逆乱，络脉瘀阻，经络运行失常，脑失所养，不通则痛。

头痛的部位可为一侧、两侧甚或全头部。疼痛性状有跳痛、酸痛、灼痛、冷痛、重痛、涨痛、针刺样痛等，严重时头痛如裂。头痛每次发作可持续数分钟、数小时、数天，也有持续数周者。该病病程长，易于反复发作。

头痛剧烈时可在头顶的压痛点、四神聪、太阳穴处常规消毒后，用三棱针点刺放血治疗。点揉风府、风池、太阳穴等穴，按揉外关、合谷、阳陵泉、太冲等。拿揉颈项部，分推肩背，拿揉肩部，轻叩肩背。

注意生活规律，饮食有节，防止因过劳、饮食不当而使病情反复。保持心情舒畅，使气血流畅，以减少头痛的发作。根据具体情况适当活动，如经常散步、练气功、打太极拳等，以促进气血运行，使脑髓得以濡养。

说一说

1. 曹操为什么要杀华佗？
2. 曹操杀华佗带来了什么后果？

练一练

学二十四式太极拳。

董奉的故事

"杏林"的由来

董奉是东汉人，生活在建安时代，是"建安三神医"之一。他住在庐山脚下，给人治病从不收钱，如果是患重病的痊愈后，董奉就让他们在庐山上栽种五棵杏树，患轻病的痊愈后，就让他们栽种一棵杏树，几年后，庐山杏树成林，杏花飘香，郁郁葱葱，有十万多株。这么大片的杏林，自然有动物在里边嬉戏，老虎是王，管理着杏林。秋天到了，满山的杏子黄澄澄的，董奉就在山下盖了一个仓房，跟村民说：谁想要杏子，不用来找我，自己去摘，拿多少杏子，就要拿多少谷物放到仓房中。村民们都很自觉，但是也有投机取巧的人，拿来很少的谷物，却拿走很多的杏子。遇到这样的人，不用董奉出面，老虎好像有火眼金睛似的，三四头虎就会吼着追上去，吓得这些人连滚带爬，杏子撒一地，到家一看，可神奇了，剩下的杏子和他们拿

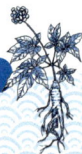

过去的谷物一样多。还有更神奇的，有的人去偷杏，蹑手蹑脚，以为能躲过老虎，老虎发现了就会一直追到小偷家，把小偷咬死。家人知道了，哭天喊地地到董奉那儿承认错误，送还赃物，"死去"的小偷就能复活。村民看到这样的结果，没有谁再敢偷杏，也没有拿少换多的人了。至于为什么老虎尽心尽力守护着这片杏林，有人说是董奉把老虎卡在喉咙里的骨头取出来了，老虎为了报答救命之恩，才

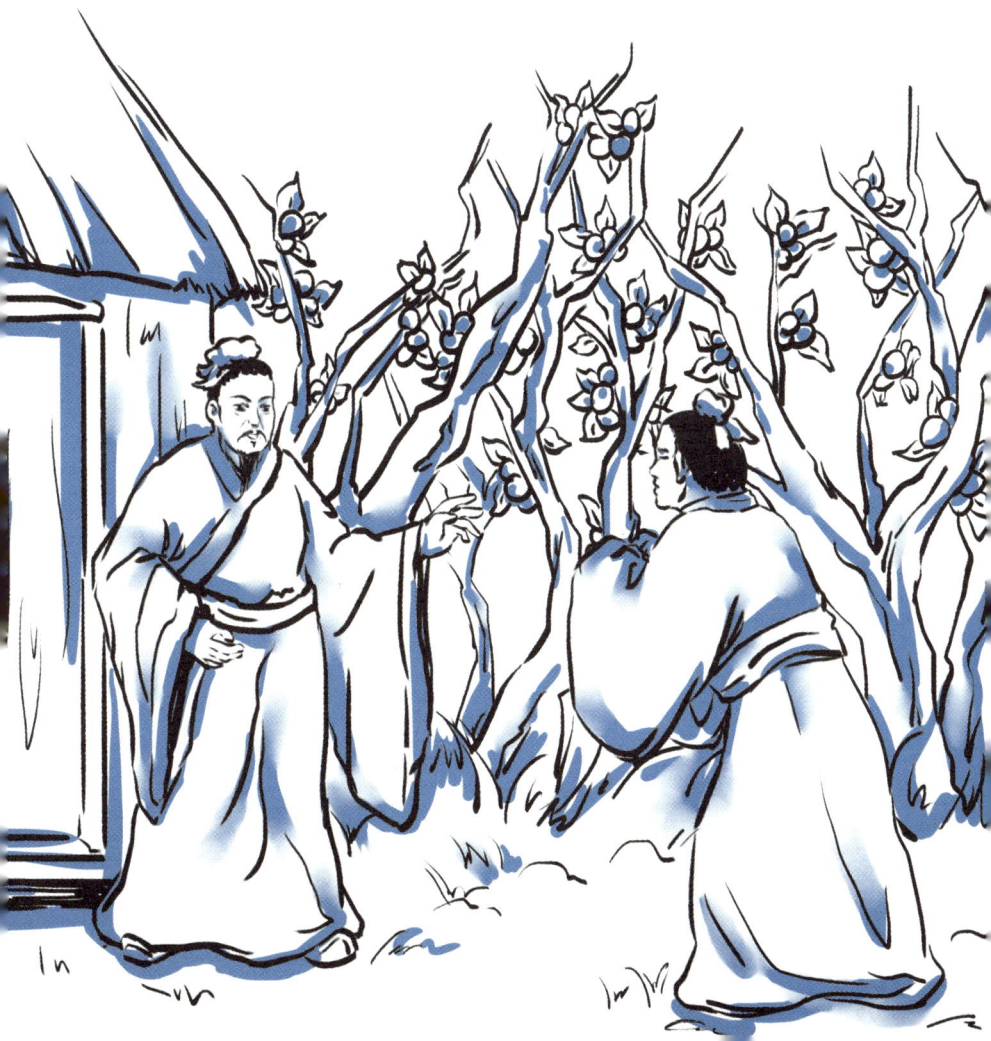

守着杏林，后来有了"虎守杏林"的美谈。

董奉把这些谷物拿出来，救济那些到庐山旅游没有盘缠的人，还有那些贫穷的人，一年有三千多斛。东汉一斛大约是现代的20升。人们为了表达对董奉这样仁爱无私的医家的敬重，就用"杏林春暖"来形容那些医德高尚、医术精湛的大医，杏林也就成为中医的代名词。

学一学

董奉的故事有两个版本，一个出自《太平广记·神仙传》（原文见《中医有故事·杏林传奇》），另一个出自《四库全书·神仙传》，这两个版本虽然都出自《神仙传》，但文字略有不同，含义一样。《神仙传》是葛洪为答弟子"世上有无仙人"之问而作，书中记载了古代传说成仙得道者的事迹，其中有虚构的人物，也有史料记载的人物。

说一说

1. 董奉为病人治好病后，让他们做什么？
2. "杏林春暖"用来形容什么样的人？

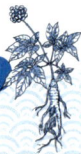

找一找以"杏林"为名称的医院或组织。

皇甫谧的故事

叔母劝学

东汉建安十九年（215），皇甫谧出生于安定郡朝那县，其故址在今宁夏彭阳县。小名静，字士安。他生活在动乱年代，成长于三国魏，成名于魏晋，病故于西晋太康三年（282），享年六十八岁。

皇甫家族是汉朝至魏晋时期西北的名门望族，"累世富贵"，祖辈世代为官。先祖皇甫棱、皇甫旗父子二人，先后担任过西汉度辽将军和扶风都尉。皇甫嵩在汉灵帝时官至太尉，他的嫡曾孙就是皇甫谧。后来，皇甫家族渐趋没落，但朝中仍不乏做官之人，皇甫谧的祖父皇甫叔献当过霸陵令，但传到他的父亲皇甫叔侯，仅仅被推举为孝廉。他的生母在他很小的时候就去世了，家道中落，生活艰难，恰巧皇甫谧的叔叔并无子嗣，父亲便将他过继给叔叔，于是皇甫谧就随叔叔迁居到新安郡，即今河南新安县。

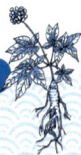

皇甫谧叔叔家条件很好，生活环境优越。叔母对他特别好，尽可能地满足他的要求。皇甫谧非常贪玩，天天出去找小伙伴，玩到很晚才回家。时间飞逝，转眼皇甫谧二十岁了，但他仍然无心向学，叔母给他找来本地最好的先生，希望能领他到正路上，都被他气跑了。叔母为他真是操碎了心，大家都认为他是个傻子。

一个炎热的夏天，皇甫谧爬到树上，摘了几个大大的甜瓜，心想：这么好的甜瓜，我一定要留给叔母吃。他把瓜塞到衣襟里，拔腿就往家里跑。刚一

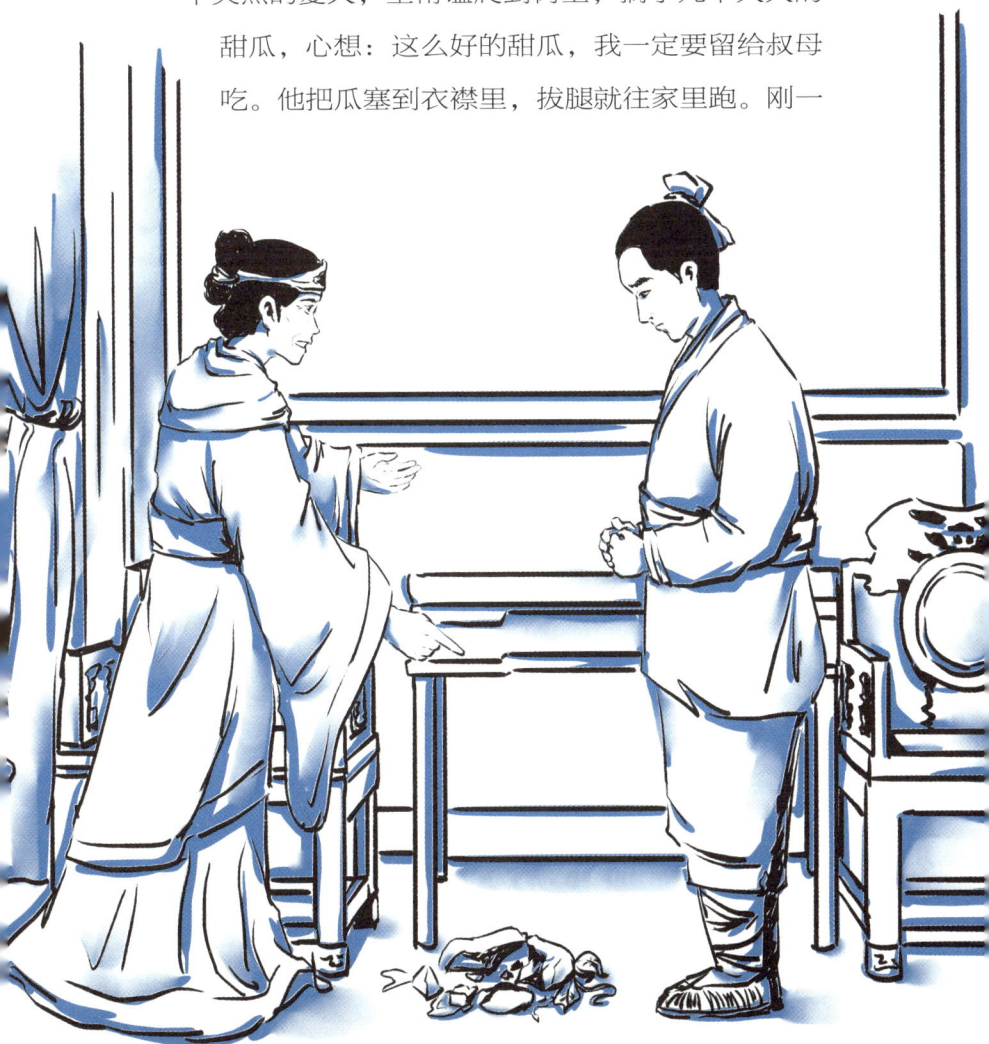

跑进庭院，就看见叔母坐在堂前望着他，皇甫谧掏出甜瓜，满脸含笑地递给叔母，可还没等他张口，叔母便把瓜重重地扔到地上，一把拉过他的手，语气严厉地说："静儿，你是想孝敬我吧。《孝经》里说，即使天天用猪牛羊来奉养父母，还是不孝。你今年也二十岁了，不仅眼里没有学习，心中更没有道德，光是这两个甜瓜就能让我心安吗？"叔母叹息一声，又说道："以前，孟子的母亲为了他的成长搬了三次家，使孟子最终成为贤德之人；曾参的父亲杀了自己家的猪，来教育儿子要信守诺言。难道是因为我没有选择好的邻居，教育方法不对吗？不然你怎么这样愚蠢呢？修身养性，学习知识，是你自己有收获，我能得到什么呢？"话音未落，叔母重重甩开皇甫谧的手，一行清泪倏地自颊上流下。皇甫谧从来没有见叔母发这么大的火，他惊讶地瞪大眼睛，站在叔母面前说不出话。

皇甫谧回到自己的房间，呆呆地想着叔母的话，心里五味杂陈："是啊，二十岁，自己已经成年了，怎么还让叔母为自己操心呢？自己不能总让叔叔、叔母养着，将来我靠什么生活呢？总得有一技之长吧。我还得为二位老人养老送终呢，没有生活的本领，我自己的生活都解决不了，还说什么孝敬二老呢？"

这一夜，皇甫谧迷迷糊糊，睡了醒，醒了睡，他终于想明白了。第二天，皇甫谧向叔母保证："我再也不贪玩了，再也不让叔母操心了，所有的时间都用来学习，做一

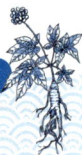

个有用的人，请叔母监督。"听说乡里席坦先生博览古今，学识超凡，他就去拜师学习，早晨起床就背书，晚上也学习到很晚才休息。

后来叔叔家的生活也开始变得清贫，他就下地耕种，即使做农活时，怀里也揣着经书。就这样，皇甫谧阅读了近百家经典著作，道家思想深深影响着他，他的性情慢慢变得沉静，清心寡欲，立下了高洁的志向。

中国古代两大家儒家和道家，在确立人生目标上有很大的不同。皇甫谧不愿屈节求仕，他自号玄晏先生，专心于写作，撰写了《礼乐》《圣真》等专著。

皇甫谧四十岁时，叔母去世了，于是他回到了朝那县。四十二岁不幸患上严重的风痹证，仍手不释卷。由于过度沉迷于书籍，当时的人称他是"书淫"。

学一学

风　痹

风痹证属于中医痹证的一种，也称行痹或周痹，一般是风邪侵犯人体，导致人体经络出现闭阻、气血运行不畅所引起的。其主要特点是：肢体关节疼痛酸楚，游走不定，时而走窜上肢，时而流注下肢，关节屈伸不利或见有恶风、发热等表证。病变涉及范围比较大，且不固定。

　　痹证的发生与体质因素、气候条件、生活环境有密切关系。正虚卫外不固是痹证发生的内在基础，感受外邪为引发本病的外在条件。风、寒、湿、热、痰、瘀等邪气滞留机体筋脉、关节、肌肉，经络闭阻，不通则痛是痹证的基本病机。

　　治疗以发散风寒、祛湿通络为主，以防风汤为代表方剂。

说一说

1. 叔母为什么认为皇甫谧不孝？
2. 皇甫谧为什么能转变？

练一练

　　阅读《孝经》相关内容，了解怎样做才是孝敬父母。做一件孝敬父母的事情。

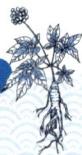

针灸鼻祖

三国魏甘露元年（256），皇甫谧患上了严重的风痹病，关节肿大，疼痛，不能屈伸，走路都困难，非常痛苦。也许此时的皇甫谧运气太差了，风痹病还没好，耳朵又聋了。

为了治好自己的病，他开始查阅针灸方面的书籍，利用针灸方法给自己治病。

针灸方面的经验，早在两千多年前，我国医家已进行了系统总结。1973年在湖南长沙马王堆汉墓中，发现了多种春秋时期编写的医书，其中《足臂十一脉灸经》和《阴阳十一脉灸经》，较全面地记载了人体十一条经脉循行路线及所主治的疾病。成书于战国至西汉时期的《黄帝内经》，由《素问》和《灵枢》两部分组成，《灵枢》最初的名称是《针经》，直到唐代才改称《灵枢》，这本书是专门论述针灸的；东汉初期，针灸名医涪翁也著有专著《针经》。但是这些医书内容深奥，重复的地方很多，也有很多错误，加上当时用竹简、木简刻书，书被视为秘宝，普通人是不易得到的。皇甫谧于是有了大胆的想法，自己要编撰一本"针灸专著"，既能利于自己治疗，对临床医生来说，也能解决缺少专业书籍的困境。

编写书籍可不是简单的事情，需要大量的参考资料，但是能找到的参考书非常少。皇甫谧没有在困难面前低头，他想尽办法借来了需要的医书，经过反复研读，确定以《素问》《针经》（《灵枢经》）《明堂孔穴针灸治要》为主要整理编撰的书籍。

他开始对内容进行梳理，将各书内容相同或相近的原文收集到一起，进行分类，综合比较、编次，删除无用的、重复的内容，对其中的精华部分进行重点解析，并结合自己的临床实践，对内容进行了补充。除了在自己身上试验，还用于临床病人，得到了非常好

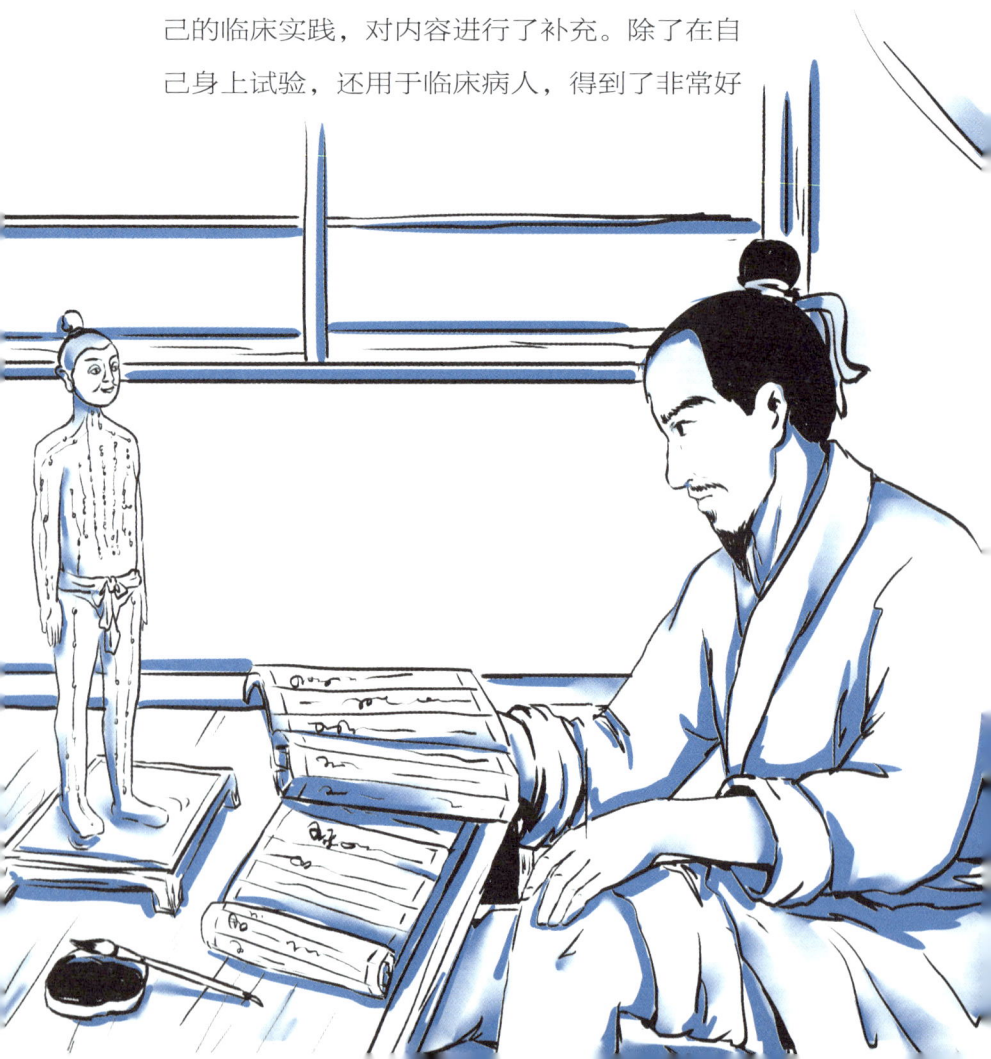

的反馈。就这样，经过二十多年的努力，公元282年，一部既有系统理论又有丰富临床经验的针灸专著诞生了，这就是《针灸甲乙经》，又称《黄帝甲乙经》。由于是在三部经典的基础上编撰而成，所以又称《黄帝三部针经》《黄帝三部针灸经》。

也是在这一年，积劳成疾的皇甫谧去世了。他终生没有做官，晋武帝多次请他出仕做官，他以身体不好为理由，多次谢绝，并向晋武帝借了一车书。去世前，他嘱咐儿子，不要棺椁，不要陪葬，择一不毛之地，以身亲土，仅留《孝经》一书，示不忘孝道。

《针灸甲乙经》共十二卷，一百二十八篇，是我国现存最早的针灸学专著。《针灸甲乙经》总结了晋以前针灸临床经验，并有新的发挥，在针灸学史上，占有很高的学术地位，对后世针灸学发展具有深远的影响，皇甫谧被誉为"针灸鼻祖"。

学一学

《针灸甲乙经》

《针灸甲乙经》在总结、吸收《素问》《针经》《明堂孔穴针灸治要》的基础上，对针灸穴位进行了科学的归类整理，在医学领域树起丰碑。该书共收录腧穴名348个，并按头、面、项、胸、腹、背、四肢等分部划分腧穴线路，详论各穴部位、针刺深度、艾灸壮数。明确了穴位的归经和部位，统一了穴位名称，区分了正名与别名。临床上以内科杂病为主，兼及外科、妇科、儿科、五官科等针灸治疗经验，并对脏腑与肢体关系、脏腑与五官关系、十二经脉、奇经八脉、津液运行、病有标本、虚实补泻、天人相应、脏腑阴阳配合、望色察病、精神状态、音乐对内脏器官的影响等问题，都作了探讨和理论上的阐述，奠定了针灸学科理论基础，对针灸学以至整个中医学的发展作出了不可磨灭的贡献。晋以后的许多针灸学专著，大都是在参考此书的基础上加以发挥而写出来的，也都没有超出它的范围。

此书问世后，唐代太医署开始设立针灸科，并把它作为医生必修的教材。此书也传到日本和朝鲜等国。公元701年，日本法令《大宝律令》中明确规定《针灸甲乙经》为中医必读的参考书之一，足见《针灸甲乙经》影响之深远。

直到如今，我国的针灸疗法，虽然在穴名上略有变动，而在原则上均本于《针灸甲乙经》。一千七百多年来，它为针灸医生提供了临床治疗的具体指导和理论根据。

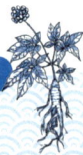

说一说

1. 最早的针灸书籍是什么？
2. 皇甫谧为什么被称为"针灸鼻祖"？

练一练

　　根据下面的解说，找一找合谷穴、劳宫穴、涌泉穴。

　　1. 合谷

　　位置：以一手拇指指尖关节横纹，放在另一手拇食指之间的指蹼缘上，拇指尖下就是合谷穴。

　　2. 劳宫

　　位置：握拳，中指尖下就是劳宫穴。

　　3. 涌泉

　　位置：在足底，屈足卷趾时足心最凹陷中。

葛洪的故事

医道并修成道医

葛洪（283—343）生活在晋代，字稚川，号抱朴子，丹阳句容人，也就是现在的江苏句容县。他是道家重要的代表人物，又是杰出的医药学家，是第一位有影响的"道医"。

葛洪出生在破落的士族家庭，祖父葛系是三国时吴国大鸿胪（九卿之一），父亲葛悌曾任晋邵陵太守。葛洪十三岁父亲去世，丧失了依靠，从此生活艰辛。十六岁开始读《孝经》《论语》《周易》及诸子百家书籍，由于家贫，无钱购买书籍纸张，于是每天打柴，卖钱后购回纸笔学习。葛洪性格质朴，少言寡语，生活清贫，不喜欢玩乐，不慕权贵，经常是家里大门紧闭，拒绝来往应酬之事，自号"抱朴子"，并以"抱朴子"作为他所撰著作的名称。

葛洪的叔祖父是著名的道士葛玄，被称为"葛仙公"，

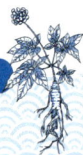

他把炼丹秘术传授给弟子郑隐，葛洪就拜郑隐为师。据说，在葛洪从师学习的时候，有师兄50多人，只有他身体瘦弱，不能胜任其他劳作，所以主动把打扫卫生之类的事承

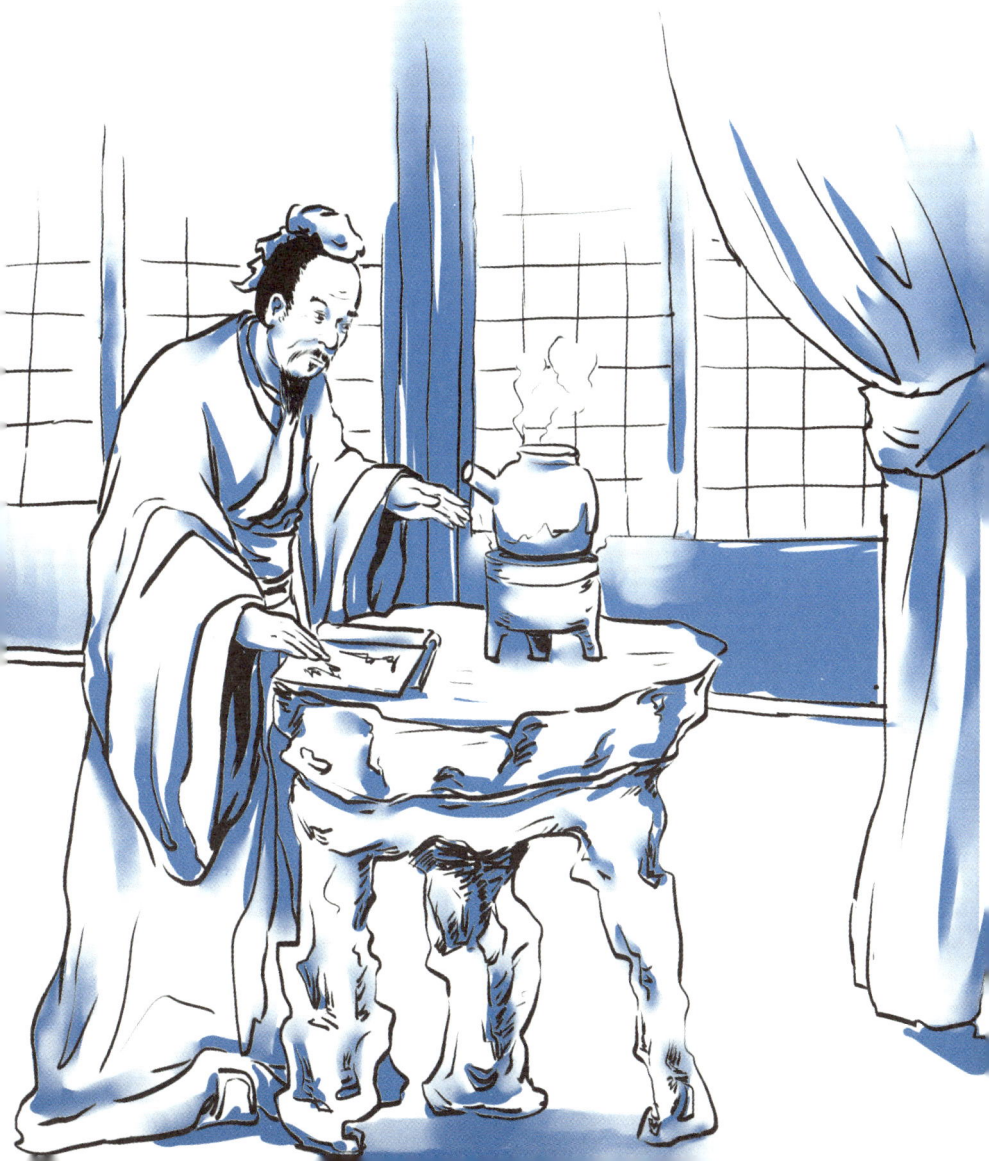

担起来，包括给师父研墨秉烛，准备纸笔，甚至替师父抄写经文。这些工作，得到了师父郑隐的信任，师父把有关金丹之道的经典和炼丹秘术传授给他。他没有辜负师父的期望，他的师父也没想到，他的弟子最后竟成为名扬天下的医学家、文学家、哲学家、博物学家和道教大师。

葛洪著书甚丰，如《抱朴子》《肘后备急方》《神仙传》等，内容涉及广泛，在古代自然科学、社会科学领域，几乎无所不及，而在化学和医学方面，成就显著。他在医学方面的著作主要是《肘后备急方》，书中有关天花病（一种急性传染病）的记载，比西方医学家认为是最早记载的阿拉伯医生要早出五百多年。葛洪是世界上最早认识肺结核（慢性传染病，病原体是结核杆菌）具有传染性的人，比欧洲医学家早一千多年发现了疥虫（生长在人体的皮肤下引起疥疮的寄生虫），比日本医学家早一千多年发现沙虱（一种细小而极毒的虱子），并提出了诊断和防治方法。《肘后备急方》中的"青蒿一握，以水二升渍，绞取汁，尽服之"，寥寥数语，指明了青蒿汁治疟疾的经验，屠呦呦据此发现了青蒿素，成为第一位获诺贝尔生理或医学奖的中国科学家。

葛洪继承了《黄帝内经》"治未病"的思想，创造出简单易行、行之有效的养生方法，坚齿、聪耳、明目之术，沿用至今。

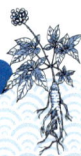

抱 朴

抱朴是一个道教术语，源于《老子》"见素抱朴，少私寡欲"。朴指平真、自然、不加任何修饰的原始。抱朴即道家、道教思想中追求保守本真，怀抱纯朴，不惑于物欲，不受自然和社会因素干扰的思想。

说一说

1. 屠呦呦根据什么发明了青蒿素？
2. 葛洪的师父是谁？

练一练

"坚齿"即叩齿，做做看。

陶弘景的故事

山中宰相

公元456年，一个男孩出生了。不知是不是老天有意安排，这个男孩命中注定要成为道士，成为继葛洪之后的大医学家和道教大师，这个男孩就是陶弘景（456—536）。

陶弘景的出生具有神话色彩，据说他的母亲晚上做梦，梦见一条青龙从怀里飞出，有两个天上的神仙手执香炉来到她家，母亲醒后觉得太神奇了，不久，发现自己怀孕了，经过十月怀胎，生下了陶弘景。

陶弘景，字通明，自号隐居先生或华阳隐居，死后谥号贞白，丹阳秣陵（今江苏镇江一带）人。陶弘景生活在南朝，历经宋、齐、梁三朝，祖父及父亲皆精通医术，且有武功。他自幼聪慧，到十岁时，读葛洪的《神仙传》，深受影响，立下了求仙学道的志向。他博览群书，善琴棋，工草隶，习文学，好道术，明阴阳五行，知天文地理，懂

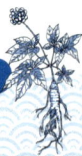

医药方丹。他曾在宋、齐两朝做过小官，为诸王侍读，三十六岁那年，他上表辞官，隐居在江苏句容句典山，也就是今天的茅山。他深受梁武帝的信任，梁武帝多次请他出山，他坚决不出山，以至每遇朝廷大事，梁武帝都要向他咨询，因此，民间就有了"山中宰相"之称。

陶弘景的思想相当复杂，是儒、释、道三家融于一体的代表人物。他所属的道派是上清派，辞官之后，他走遍名山大川，向当地居士、法师广搜道经，访求"仙药"，并撰写了弘扬上清派思想的

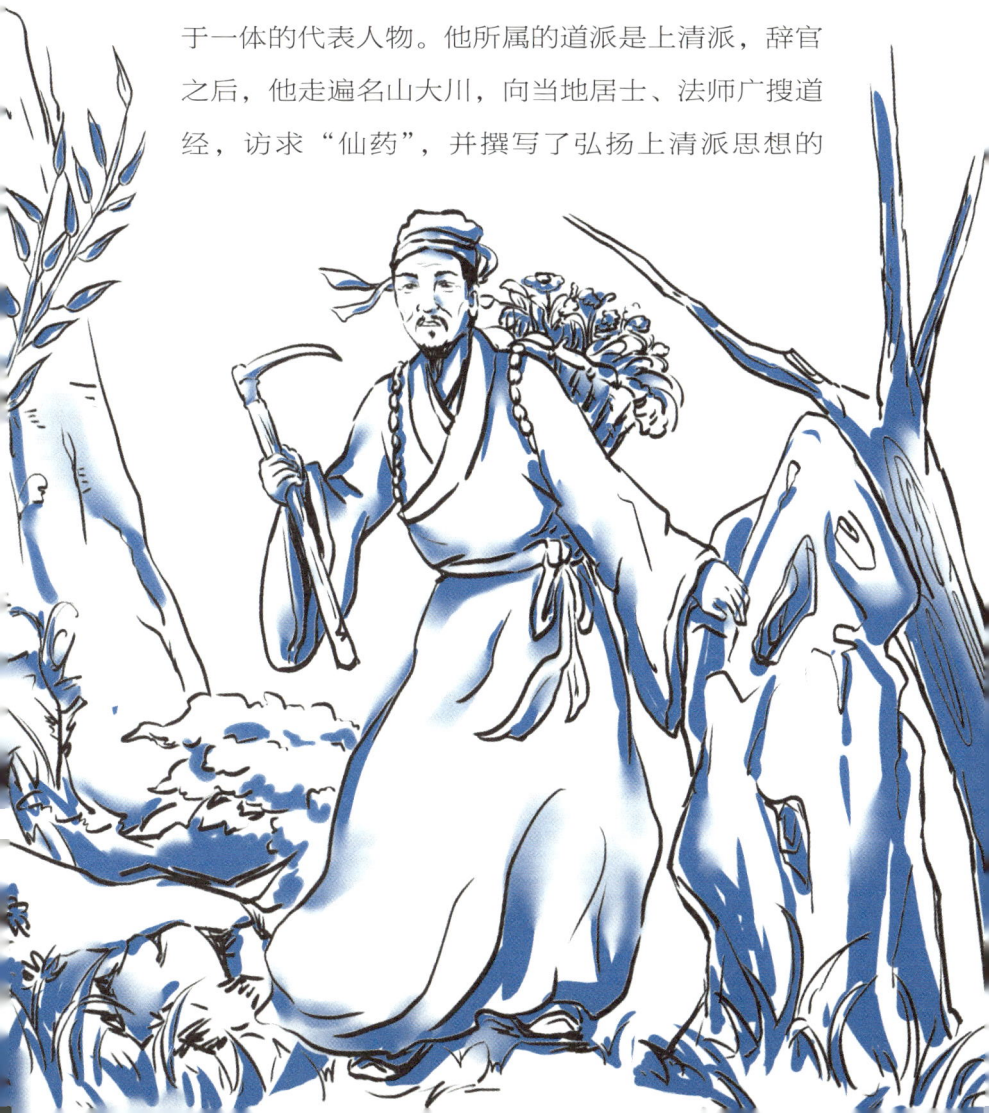

《真诰》《登真隐诀》等著作，从而形成了道教的一个新宗派—茅山宗，陶弘景成为茅山宗的主要奠基人。陶弘景在茅山期间，门徒多至三千多人，齐、梁王侯朝中很多人到茅山学习，陶弘景由此名声大震，茅山也成为比张道陵的灵台山更有名的道教圣地。

古代医药不分家，作为本草学家，在医理上也必然精通。陶弘景整理葛洪的《肘后方》，写了《补阙肘后百一方》，并著《效验方》；他把当时的《神农本草经》《名医别录》进行整理，加上自己的心得体会，写了本草学著作《本草经集注》；在养生方面写出了《养性延命录》，这些著作在医学史上都影响很大。

学一学

导引按摩法

陶弘景在《养性延命录》的"导引按摩"中，记载了许多道教的导引按摩法，如啄齿吞津、握固、摩腹、梳发、熨眼、干浴、体操、五禽戏等，这些方法能调利筋骨，流通营卫，宣导气血，扶正祛邪，故可消未起之患，灭未病之疾。

啄齿吞津：即叩齿吞津液。唾液又称琼浆、玉液、甘露、金律。中医学认为，唾液属"阴津"，并有"存

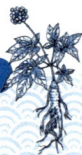

得一分阴津，则存得一分生命"之说。道家也有"吞津养生"之法。

干浴按摩：摩擦两手生热后，用以按摩身体，从上至下，叫作干浴。清晨，用两手掌相互摩擦，使之发热，用热掌熨烫眼睛，如此连做三遍；接着，又以手指头轻轻抓挠眼眶四周，可使人视力更加敏锐。夜晚将睡觉时，常以两手摩擦身体，可以辟风邪。

说一说

1. 为什么说陶弘景是"山中宰相"？
2. 陶弘景在养生学方面写了什么著作？

练一练

干浴按摩自己的眼睛10遍。

孙思邈的故事

"药王"孙思邈

药王孙思邈是隋唐时人，家住在京兆华原，就是今天的陕西省铜川市耀州区孙家塬。关于他的年龄有两个传说：一个是 101 岁（581—682），一个是 141 岁（541—682）。不管哪个年龄，孙思邈都是百岁以上的寿星，是中国年龄最长的一位医学家。

孙思邈从小就表现得与众不同，七岁能背诵《千字文》，被称为"神童"。可是孙思邈身体不好。从小不是感冒，就是发烧，小病不断，三天两头得找大夫。他的父母为给他看病，花了很多钱，几乎用尽了家财。为了强健自身，孙思邈开始学习医学知识，他阅读《黄帝内经》，紧接着又学习《伤寒论》《金匮要略》《神农本草经》等经典医书，逐渐步入了医学的殿堂。他广泛地拜师，凡是在某一方面比自己强的人，他都去请教。慢慢地，他把学到的知

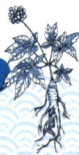

识用在自己身上，他的身体渐渐变好了。不但如此，邻居、朋友有病了，也都来找他医治，他不辞辛苦，药到病除。孙思邈勤奋好学，到二十岁的时候，他既精通诸子百家的学说，通晓道家的思想，还喜欢阅读佛家经典，更对医学感悟颇深，孙思邈成为医文兼习、儒释道皆通的全才。

　　他的名声传得很快，隋文帝杨坚（541—604）征召他做国子博士。国子博士是当时最高学府国子监下设的国子学中的教授之官，孙思邈以自己有病不适合做官为理由，辞谢不受。他对家人说："五十年后，应该有圣人出现，我将辅佐他救世济民。"唐太宗即位后，孙思邈已经八十岁了，唐太宗召他到京都长安，赞叹他容貌年轻，太宗说："有道的人，确实值得尊重啊！看来传说中

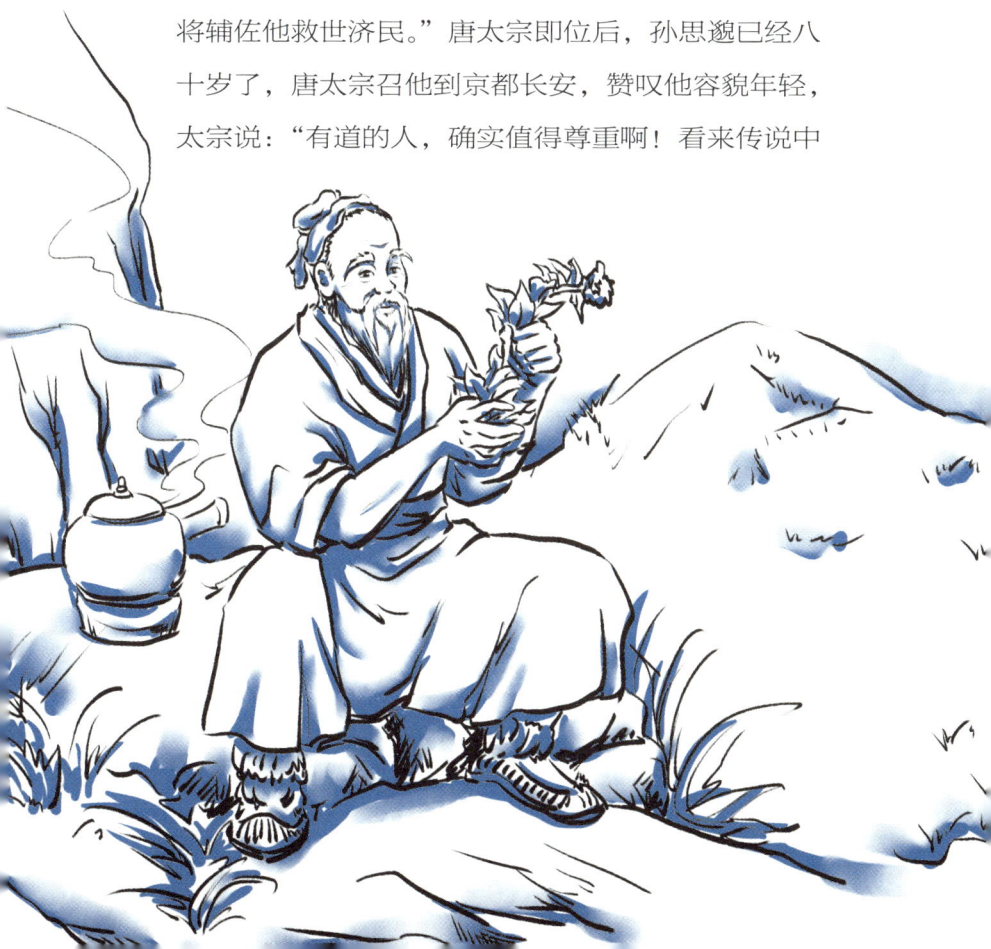

羡门、广成那样的神仙，真的不是凭空说的。"唐太宗要授他爵位，孙思邈还是辞谢不受。到了唐高宗显庆四年（659），高宗召见他，要拜他做谏议大夫，孙思邈仍称疾辞谢，高宗就把良马和已故鄱阳公主的府第赐给他。

孙思邈淡泊功名，喜欢养生，曾隐居在太白山、五台山（即指药王山，陕西境内）、五岩山（河南鹤壁），从事医学及炼丹活动。他医术高明，学识渊博，关怀百姓的病痛，深受百姓的爱戴，因此被后世盛誉为"药王"。陕西耀州的五台山，在晚清时也因此更名为"药王山"。如今，药王山留下的遗迹数不胜数，大殿的壁画上，记载了孙思邈为百姓治病的故事，还有药王庙、洗药池、碑林；五岩山还留有孙思邈隐居的山洞，还能看到孙思邈当年的炼丹炉、藏药的地方、石碑、天然泉眼等遗迹。孙思邈精于炼丹，但他炼丹不是为了让自己长寿，而是为了给百姓治病，因此后世称他为"孙真人"。

孙思邈熟读经史，博通医源，集众家之长，融儒、释、道于一体，永徽三年（652），他以百岁之身，著成《备急千金要方》30卷，永淳元年（682），集晚年30年之经验，著成《千金翼方》30卷，以补《千金要方》之遗。他写道"人命至贵，有贵千金"，因此这两部书书名为《千金要方》《千金翼方》。这两部名垂千古的医学著作，内容丰富，一直到现在还都在被不断地研读，传入日本、朝鲜等国，对东亚地区医学影响极深。

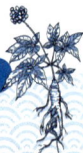

孙思邈在完成《千金翼方》的同年去世，遗命薄葬，墓中不藏冥器，只以随身衣物葬殓，祭祀不用牛羊等牲畜。孙思邈的遗嘱，让我们既看到了他对佛家的虔诚，又看到了他对道家的笃信，一生不羡慕荣华富贵，隐居学道，行医救人。

学一学

心小、胆大、行方、智圆

心小、胆大、行方、智圆是孙思邈对学医的人提出的要求，他说："胆欲大而心欲小，智欲圆而行欲方。"他解释说："《诗经》中说'如临深渊，如履薄冰'，说的就是小心；勇敢的武将，捍卫着公侯，说的是大胆；不因为利益驱使做事，不会因为没做好事而内疚，说的是行方；洞察到事物细微的迹象就有所行动，而不等待终日，说的是智圆。"不管是医生还是普通人，都要做到心小、胆大、行方、智圆。

说一说

1. 孙思邈为什么学医？
2. 孙思邈为什么被称为"药王"？

读读《孙思邈传》。

大医孙思邈

孙思邈在《千金要方》的开篇，就写下了"大医精诚"，提出了什么样的医生能称为"大医"。"精"是医术精湛；"诚"是医德高尚。也就是说，一个医生要努力钻研医术与医德修养，既要有精湛的医术，又要有高尚的医德，才能称为"大医"。首先要有医德，没有医德就谈不上什么医术。他在论述医术时写了一篇《大医习业》，要求医生要懂《周易》，懂老子，懂数术，懂天文历法等，然后要博览群书，博采众方，深入研究医书。有了高超的技术，就能治病救人。治病救人要求医生有高尚的医德，胸怀博大，诚心诚意地给病人治疗。他要求医生对患者不要分三六九等，不要分贵贱，不分贫富，不分远近，一视同仁，要像对待自己的亲人一样对待病人。他还提出，不能够重视钱财，不能够为了私利，而是为了解救百姓的疾苦。

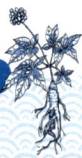

孙思邈对医德的论述，绝不是只在书上说说而已，而是身体力行。麻风病，一般人一听到这个词就避之不及，这是一种慢性传染性皮肤病，严重的病人会出现眉落、目损、鼻崩、唇裂以及足底穿溃等重症，必须隔离治疗。但孙思邈曾和六百名麻风病患者同住深山，对每个病人都给予认真的治疗，他对麻风病人如此，对普通病人可想而知，这不就是"大医"风范嘛！

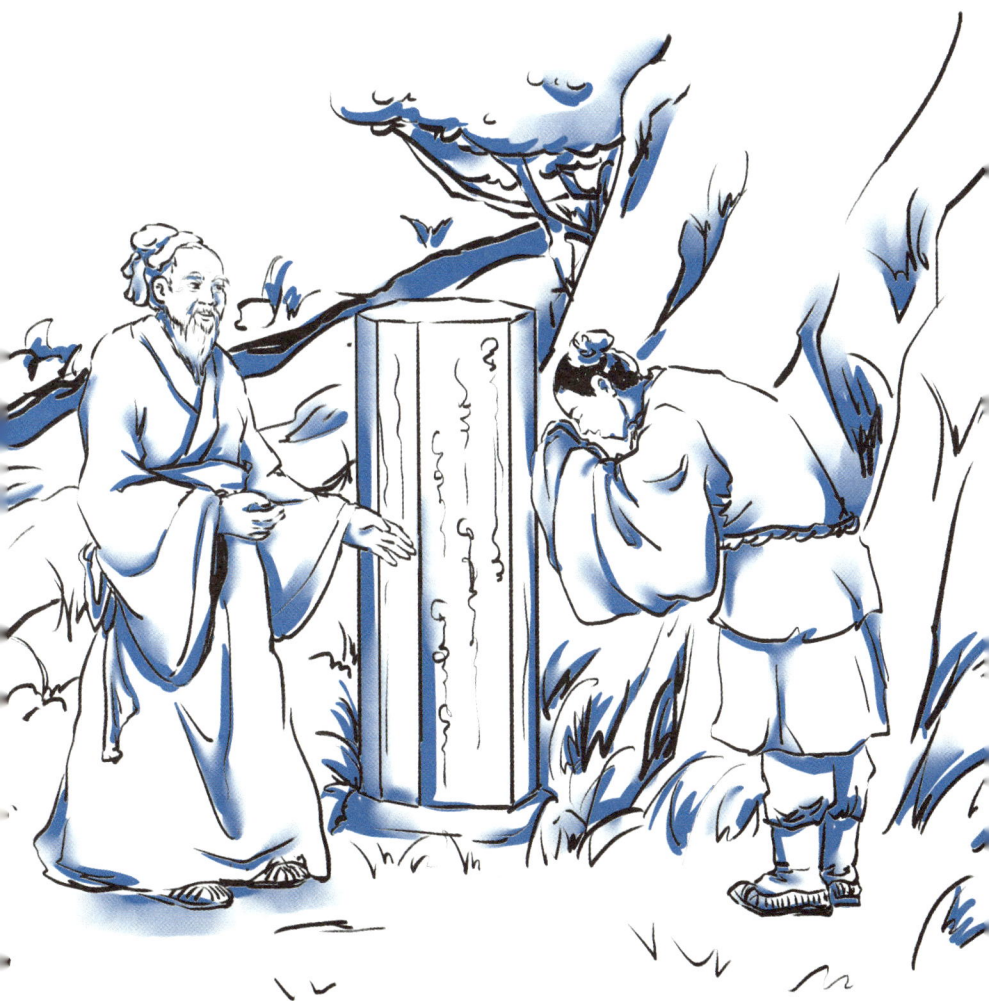

孙思邈虽然每日出诊看病，但还是有些病人得不到及时的救治。他体察到百姓求医困难，为了让大家有小病能自己治，他把治病的药方请工匠刻在一个八角的柱形碑上。他把这块碑竖立在五台山下漆河边的大路旁，让每天南来北往的人，传抄这些药方。大家用抄来的药方回去给家人治病，疗效非常好。天长日久，很多人的病都被这些药方治好了。当地群众对这块石碑十分爱护，视若珍宝，叫它"石大医"。

　　不知过了多少年，从外地来了一个庸医，他听说路边有一座孙思邈刻立的药方碑，疗效神奇。为了独占这些药方，他把药方全部抄了下来，到了深夜，他用凿子斧头，把"石大医"上的药方全部凿掉了。从此，这座石大医碑被毁坏，百姓再也看不到这些医方了。不过，那个庸医凿掉药方后，走了不过三十里，就被雷电劈死了。这也应了老百姓的一句话，叫作"恶有恶报"吧。

　　为纪念孙思邈，宋代郭思从《千金方》中精选出九百多个重要药方，和医论等撰成《千金宝要》六卷。明代1572年，秦王朱守中将《千金宝要》凿为四块大碑竖于真人洞前，还将孙思邈《千金方》中的《枕上记》《养生铭》及一些民间单方、验方，凿刻"海上方"石碑之上。四百多年来，百姓在这里祭拜"药王"，传抄药方。

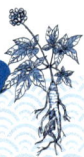

增智健脑法

增智健脑法是指能够增加智力、安神强志、防止记忆力衰退的方法。孙思邈对脑的意识、思维、记忆功能有深刻的认识，重视对智力的开发和养护。他认为脑被风邪所袭会影响人的智力和寿命，所以起居坐卧要注意防止脑部直接受风，即"坐卧防风吹脑后，脑内入风人不寿"。孙氏认为思虑最伤身，而勤梳头有健脑的作用，主张少思少虑，坚持勤梳头，以增进智力。孙氏还采用内服药物的方法补肾健脑，他创制的"令人不忘方（菖蒲、茯苓、茯神、人参、远志）""养命开心益智方（干地黄、人参、茯苓、苁蓉、远志、菟丝子、蛇床子）"等，经后人验证，均有较好的增智健脑作用。

说一说

1. "大医精诚"的含义是什么？
2. 为什么说孙思邈是"大医"？

阅读《大医精诚》。

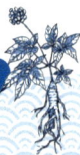

参考答案

扁鹊的故事

"扁鹊"称呼的由来

说一说

1. 扁鹊的头、手和正常人一样，但他的身子却和喜鹊一样，有五彩的羽毛和长长的尾巴。

2. 扁鹊叫秦越人，生活在战国时期。

练一练

时代	医家	医家名	医家字	医家号
汉代	张仲景	机	仲景	
汉代	华佗	佗	元化	
金代	刘完素	完素	守真	通玄处士，又号宗真子

扁鹊学医

说一说

1. 扁鹊最初的工作相当于现代的宾馆经理。

2. 长桑君传给扁鹊秘方书和药。

扁鹊三兄弟

说一说

1. 大哥治未病，二哥治已病，扁鹊治重病。

2. "治未病"是在没有生病之前预防疾病的发生，防患于未然。

扁鹊脉诊赵简子

说一说

1. 赵简子昏迷，五天不省人事。

2. 脉诊。

扁鹊抢救虢太子

隔空预测虢太子

说一说

1. 因为中庶子知道虢太子没有死，所以才说了死亡时间的下限。《难经》中记载死亡是生命的危困状态。现代死亡时间是没有下限的，死了就永远地死去了。

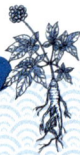

2. 扁鹊在没有见到虢太子的情况下就说出了虢太子的病情表现，中庶子不敢相信，才目瞪口呆。

"内病外治"显神功

说一说

1. 尸厥病。

2. 扁鹊首先用针刺的方法，针刺头部的百会穴。子明施用灸法，子游按摩，子仪复苏太子的神志，子越舒展太子的肢体。太子苏醒后，又让子豹配制熨药，交替熨贴在两侧胸胁部位。最后是服用汤药调理阴阳。

扁鹊望诊齐桓侯

望诊知疾病

说一说

1. 扁鹊通过望诊看到齐桓侯神色上已经有了疾病的征兆，就直言他有病。

2. 扁鹊见了齐桓侯4次。每次都说"您有病"。

扁鹊说"六不治"

说一说

1. 第一是依仗自己的地位、财富而骄横放纵、不讲道理。第二是患者过分看重钱财，不珍惜生命。第三是患者穿衣饮食、起居劳作，不按照医嘱去做。第四是病人的阴气、阳气不平衡，或者五脏之间不平衡。第五是病人的身体极度虚弱，不能服药。第六是病人只相信巫术，不相信医生。

2. 邪气传变：腠理→血脉→肠胃→骨髓。

仓公的故事

仓公学医

说一说

1. 西汉时期把国家储粮的大仓称为太仓，淳于意做太仓令，管理粮仓，人们尊敬地称他为太仓公。由于司马迁的《史记》专为仓公立传，由此，"仓公"成为淳于意的专称。

2. 仓公的老师是公孙光、公乘阳庆。

缇萦救父

说一说

1. 私自改换户籍，隐藏行踪，不为人治病，病人都怨恨他。

2. 缇萦只有十五岁，在今天还是孩子，但为了救父亲，不顾世俗的偏见，毅然随父进京，给皇帝写奏书，愿代父受罚。这是舍身救父的典范，成为践行孝道的榜样。

最早的医案——诊籍

说一说

1. "诊籍"是我国医学史上现存最早的医案，它的内容比较完整，涵盖了现代医案的基本要素。现存最早的"诊籍"是仓公

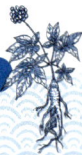

创制。

2."诊籍"中包括患者的姓名、性别、年龄、职业、居住地、病名、症状、治疗、预后等。

脉诊辨证除病痛

说一说

1. 喜、怒、忧、思、悲、恐、惊七种，称为"七情"。

2. 怒伤肝，喜伤心，思伤脾，悲忧伤肺，惊恐伤肾。

练一练

患者	病名	病因	症状	方药
齐王二儿子的男孩	气膈病	忧郁思虑	心烦吃不下东西，吐胃液	下气汤
中御府长信	热病	天寒被河水浸泡	发热、大汗	火剂汤

郭玉的故事

郭玉诊脉辨男女

说一说

1. 涪翁，程高，郭玉。

2. 涪翁平时在涪江钓鱼，没人知道他的身世，也没人知道他叫什么名字，人们就称他"涪翁"。

郭玉治病的秘密

说一说

1. 汉和帝让贵人找个旧房子住，看病的时候穿上普通百姓的旧衣服，也不要说他们的身份。

2. 因为对贵人恐惧，怕治不好；贵人们生活富足，有些疾病就是吃出来的。一旦患病了，不和医生配合，不遵守禁忌；贵人们长期养尊处优，没有运动，有时虚弱得竟不能耐受药力。

张仲景的故事

仲景拜师学医

说一说

1. 张仲景学医可以为亲人治病，可以为百姓治病，可以保养自己的身体，也能延长寿命。

2. 张仲景被尊为"医圣"，孔子是儒家的"圣人"，所以说"医门之仲景，儒门之孔子"。

仲景望色预测疾病

说一说

1. 望诊。

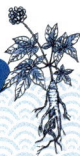

2. 张仲景预测王粲四十岁时会发作，发病的时候胡须眉毛会脱落，脱落半年后会死去。

"坐堂医"的由来

说一说

1. 张仲景做了长沙郡太守，所以后人就称他"张长沙"。

2. 张仲景初一和十五在衙门大堂上坐堂出诊。

济苍生著《伤寒杂病论》

说一说

1. 二百多人。不到十年的时间里，家里有三分之二的人相继染病去世，有十分之七的人死于伤寒病。

2. 张仲景阅读了《素问》《九卷》《阴阳大论》《胎胪药录》等书籍，并进行深入的研究。他结合临床实践经验，摸索出了行之有效的方药。他把"医经"和"经方"结合起来，创立了理法方药相结合的辨证论治体系，写出《伤寒杂病论》。

祛寒娇耳汤

说一说

1. 治百姓冻伤的耳朵。

2. 冬至。

仲景巧治老猿猴

说一说

1. 脉诊。

2. 老猿猴给张仲景一根一万年的古桐树木料。

华佗的故事

弃儒学医

说一说

1. 孝廉是汉代选拔官吏的科目，由地方官员推荐本地孝敬父母、才能出众、品德高尚的人。

2. 华佗抓药不用称量，用手抓一把，就知道分量。

练一练

足三里在小腿前外侧，当犊鼻下3寸，距胫骨前缘一横指（中指），为足阳明胃经腧穴。刺激足三里可起到增强体质、健脾和胃等功效。

华佗研制麻沸散

说一说

1. 毒酒。《列子·汤问》。

2. 华佗发明和使用的麻沸散比欧洲19世纪初发明的同类麻

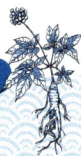

醉剂领先了至少一千六百年，被称为"外科鼻祖"。

华佗引产死胎

说一说

1. 前一次夫人应该生两个胎儿，一个胎儿生出来后，另一个没有接生，留在了母亲的宫腔内。

2. 华佗用汤药再加上针刺没有效果，最后使用器械取出。

以怒胜思激郡守

说一说

华佗接受郡守送的礼物，但是不给他治病，过了不久就找借口离开，并且留下了一封信羞辱、谴责郡守。

华佗巧治蛔虫病

说一说

1. 男孩得了蛔虫病。

2. 华佗用酸味的老陈醋是安蛔止痛，用蒜末则是杀虫。

练一练

乌梅的作用是安蛔止痛、和胃止呕。

冷水灌淋显神功

说一说

1. 火郁于内。

2. 华佗让人用冷水浇妇人，使其体内的阳热之气郁积到极点，而后用汗法发散。

华佗创编五禽戏

说一说

1. 华佗创制五禽戏是为了在治疗用药之外，提高身体素质，改善整个身体机能。

2. 虎、鹿、熊、猿、鸟。

曹操泄私愤杀华佗

说一说

1. 华佗不愿意为曹操一人所用，侯托妻子有病回家，不再返回，曹操就以欺君之罪杀了华佗。

2. 《青囊经》化为灰烬。华佗的那些神方、神术、神药、麻沸散等全部消失殆尽！

董奉的故事

"杏林"的由来

说一说

1. 种杏树，重病种五棵，轻病种一棵。

2. 医德高尚、医术精湛的大医。

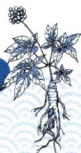

皇甫谧的故事

叔母劝学

说一说

1. 皇甫谧非常贪玩，二十岁了，仍然无心向学。

2. 叔母的一席话让皇甫谧认识到了错误和学习的重要性。

针灸鼻祖

说一说

1. 春秋时期编写的医书《足臂十一脉灸经》和《阴阳十一脉灸经》。

2.《针灸甲乙经》是我国现存最早的针灸学专著，对后世针灸学发展具有深远的影响，所以皇甫谧被誉为"针灸鼻祖"。

葛洪的故事

医道并修成道医

说一说

1. 屠呦呦根据《肘后备急方》中的"青蒿一握，以水二升渍，绞取汁，尽服之"的记载，发明了青蒿素。

2. 葛洪的师父是郑隐。

陶弘景的故事

山中宰相

说一说

1. 梁武帝多次请他出山，他坚决不出山，以至于每遇朝廷大事，梁武帝都要向他咨询，因此，民间就有了"山中宰相"之称。

2.《养性延命录》。

孙思邈的故事

药王孙思邈

说一说

1. 为了自己的健康，因为从小总生病，耗尽了家财。

2. 孙思邈写了《备急千金要方》和《千金翼方》，被称为"药王"。

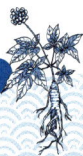

大医孙思邈

说一说

1."精"是医术精湛；"诚"是医德高尚。医生既要有精湛的医术，又要有高尚的医德，才能称为"大医"。

2. 孙思邈既有精湛的医术，又有高尚的医德。

参考文献

1.《医古文》，赵鸿君主编，科学出版社，2023.

2.《中药传奇》，龚力民、方磊编，军事医学科学出版社，2022.

3.《识汉字认中药》，卢颖编，中国中医药出版社，2022.

4.《医古文》，王育林、李亚军主编，中国中医药出版社，2021.

5.《青少年中医药文化》，赵歆、单丹雅、甄雪燕主编，北京出版社，2021.

6.《图解本草纲目》，张文杰主编，中医古籍出版社，2021.

7.《中国神话故事》，焦庆锋编著，内蒙古人民出版社，2021.

8.《中国医学通史》，李经纬、林昭庚主编，人民卫生出版社，2000.

9.《中医药文化知识读本》，孙光荣、王琦主编，中国

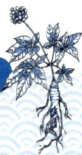

中医药出版社，2020.

10.《针灸学》，梁繁荣、王华主编，中国中医药出版社，2020.

11.《中医药故事》，韩兴贵、何召叶、密丽主编，天津科学技术出版社，2020.

12.《中药飘香》，刘玉良主编，浙江工商大学出版社，2020.

13.《华佗的故事》，管成学、赵骥民主编，吉林科学技术出版社，2019.

14.《杏林大观园中医文化集萃》，蓝桂华主编，云南科技出版社，2019.

15.《中医名家励志故事》，张明、彭玉清著，中国中医药出版社，2018.

16.《药姑话药》，胡亚伟、骆兵编著，四川科学技术出版社，2018.

17.《中医中药轶事珍闻》，杨晓光、赵春媛主编，人民军医出版社，2018.

18.《中医基础理论》，郑洪新主编，中国中医药出版社，2016.

19.《中药学》，钟赣生主编，中国中医药出版社，2016.

20.《中医诊断学》，陈家旭主编，人民卫生出版社，2016.

21.《伤寒论选读》，王庆国主编，中国中医药出版社，2015.

22.《讲中药故事谈老医秘验》，魏玉香、宋月航、张慧卿编著，中国中医药出版社，2015.

23.《中华传统美德》，刘涛编著，黄山书社，2014.

24.《中药学》，陈蔚文主编，人民卫生出版社，2013.

25.《讲故事识中药》，胡皓、胡献国主编，人民军医出版社，2013.

26.《中国神话故事》，崔钟雷主编，浙江人民出版社，2013.

27.《中医内科学》，吴勉华、王新月主编，中国中医药出版社，2012.

28.《趣话中药》，张虹著，人民军医出版社，2012.

29.《餐桌上的中草药》，白极、王良信编著，中国医药科技出版社，2012.

30.《华佗传奇》，怀家伦著，中国中医药出版社，2011.

31.《中国历代名医碑传》，方春杨著，人民卫生出版社，2009.

32.《中医趣话》，陈书秀编著，哈尔滨出版社，2008.

33.《神医扁鹊之谜：扁鹊–秦越人生平事迹研究》，曹东义主编，中国中医药出版社，1996.

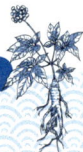